MEDITA TU PESO

TIFFANY CRUIKSHANK

MEDITA TU PESO

Un programa de 21 días para optimizar
tu metabolismo y sentirte genial

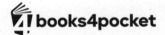

Argentina – Chile – Colombia – España
Estados Unidos – México – Perú – Uruguay

Título original: *Meditate Your Weight – A 21-Day Retreat to Optimize Your Metabolism and Feel Great*
Editor original: Harmony Books, an imprint of the Crown Publishing Group,
a division of Penguin Random House LLC, New York
Traducción: Núria Martí Pérez
Ilustraciones: Katie Holeman

1.ª edición **books4pocket** Enero 2022

Copyright © 2016 by Tiffany Cruikshank
All Rights Reserved
© 2017 de la traducción *by* Núria Martí Pérez
© 2017 *by* Ediciones Urano, S.A.U.
Plaza de los Reyes Magos, 8, piso 1º C y D – 28007 Madrid
www.edicionesurano.com
www.books4pocket.com

ISBN: 978-84-16622-76-4
E-ISBN: 978-84-16715-76-3
Depósito legal: B-18.230-2021

Fotocomposición: Ediciones Urano, S.A.U.

Impreso por Novoprint, S.A. – Energía 53 – Sant Andreu de la Barca (Barcelona)

Impreso en España – *Printed in Spain*

Dedico este libro a cualquier persona que haya tenido problemas con su autoestima, su cuerpo o su potencial. Espero que te ayude a cultivar un cuerpo sano y una actitud mental positiva, y a descubrir tu propia valía y grandeza, así como la inmensa belleza que hay dentro de ti.

Índice

Primera parte
¿Qué es lo que te está agobiando?

Segunda parte
Tu programa de 21 días

Tercera parte
Tu caja de herramientas

Introducción

Cada día, a todas horas, nos bombardean con mensajes procedentes de los medios sociales, la familia, los compañeros de trabajo y los anuncios retocados con Photoshop, afirmando a los cuatro vientos que nuestro aspecto físico deja mucho que desear, que necesitamos comer más sano, perder peso y lucir una figura más esbelta. Es prácticamente imposible *no* querer mejorar tu cuerpo o sentirte mejor, seas quien seas.

Con todo este ruido dándonos vueltas por la cabeza, nos cuesta mucho descubrir dónde terminan estos mensajes y dónde empieza nuestro instinto natural de estar sanos. Al enfrentarnos a estos mensajes sobre el cuerpo, los aceptamos sin darnos cuenta —o nos resistimos a su tiranía rebelándonos contra unos cambios saludables— decantándonos por la peor opción.

Todos sabemos que las manzanas y el kale son más saludables que los donuts. Que dar un paseo o ir al gimnasio es mejor para adelgazar que mirar la tele, pero aun así acabamos arrellanados en el sofá. Y aunque optemos por las manzanas y el gimnasio, a veces no hay manera de sentirnos bien por dentro. Vamos a ver al médico, nos hacemos chequeos para asegurarnos de que la tiroides, la digestión, las hormonas reproductivas o las glándulas suprarrenales nos funcionan bien y, sin embargo, seguimos sin saber de dónde nos vienen los problemas de salud que se niegan a irse. Seguimos sin sentirnos bien. ¿Por qué nos ocurre?

Yo tengo una teoría. Creo que no tenemos en cuenta al aliado más poderoso para gozar de una salud envidiable: la enorme capacidad de la conexión cuerpo-mente.

LA CONEXIÓN CUERPO-MENTE

La conexión cuerpo-mente no suele entenderse adecuadamente. La mente «reside» en el sistema nervioso, el cual forma parte del «cuerpo». Lo que ocurre en la mente tiene un efecto directo en el resto del cuerpo. En cierto modo, se podría afirmar que el cuerpo y la mente en lugar de estar «conectados» son una sola cosa.

Y, sin embargo, sabemos intuitivamente que *son* distintos. Un pensamiento no es más que un pensamiento, no se da de manera automática como los latidos del corazón. Los pensamientos son más bien como la respiración o el parpadeo: aparecen sin darnos cuenta, pero también los podemos analizar y cambiar al advertirlos, aunque solo sea temporalmente.

Cuando no somos conscientes de la conexión cuerpo-mente, podemos hacerlo todo «correctamente» y sentirnos, no obstante, frustrados en cuanto a estar sanos y perder peso se refiere.

Como profesora de yoga, fundadora del Yoga Medicine, experta en medicina deportiva y acupuntora, me he especializado durante más de una década en ayudar a mis pacientes y alumnos de yoga a optimizar su salud. He descubierto una y otra vez que lo que más nos limita en cuanto a la salud es ignorar el poder de nuestra propia mente.

ENTRENA EL CEREBRO

Cuando entrenamos a fondo nuestro cerebro, podemos conseguir cualquier cosa que nos propongamos, sea cual sea el aspecto de nuestra vida que queramos cambiar: desde el ascenso laboral con el que soñamos, hasta gozar de un embarazo y un parto saludables o perder diez kilos. Pero a menudo nuestro cerebro nos limita. En algunas ocasiones se interpone en nuestro objetivo de adelgazar. Y en otras hace que cedamos a nuestros caprichos traicioneros o que nos conformemos con nuestras bajas expectativas.

Pero estas tendencias no significan que tengamos que ir a ver a toda prisa a un psiquiatra, ya que estos patrones mentales son muy habituales. Y al ser tan universales, los humanos hemos ido acumulando durante décadas e incluso milenios una gran experiencia en cuanto a los métodos más eficaces para dejarlos atrás.

El objetivo de la meditación no es eliminar estos patrones mentales, sino advertirlos. En cuanto vemos con claridad lo que ocurre en nuestra cabeza y cómo le afecta al cuerpo, nos resulta más fácil tomar unas decisiones que fomenten nuestros objetivos de estar sanos. Advertir los patrones mentales contraproducentes nos permite corregirlos a través de meditaciones sencillas y afirmaciones mentales (mantras) que nos ayudan a alcanzar nuestros objetivos, como el de adelgazar.

Décadas de investigaciones médicas han revelado que la meditación es una medicina poderosa. Han demostrado que tiene los siguientes efectos:

- reduce el ritmo cardíaco y la tensión arterial
- reduce las hormonas del estrés
- reduce el dolor y la inflamación
- reduce la depresión y la ansiedad
- mejora la función del sistema inmunológico
- mejora la concentración y la memoria
- fomenta una sensación de calma
- fomenta una sensación de conexión
- favorece el sueño

Pero todo esto no es más que la punta del iceberg. Las investigaciones sobre el poder de la meditación están sacando a la luz sus numerosos beneficios, y una de las prometedoras líneas de investigación tiene que ver con los efectos de la meditación en nuestros esfuerzos para perder peso. Por ejemplo, numerosos estudios han revelado que la meditación nos ayuda a ser más conscientes de la sensación de hambre y de la de estar lleno, y también de nuestra capacidad para regular lo que comemos y la cantidad de comida que consumimos.[1] La meditación reduce nuestro irreprimible deseo de tomar alimentos poco sanos[2] y también la frecuencia con la que comemos de forma compulsiva o para sentirnos mejor emocionalmente.[3] También reduce los altos niveles de cortisol —la hormona del estrés—, y la grasa tóxica abdominal que genera.[4] Un estudio incluso reveló que asistir a clases de meditación durante ocho semanas triplicaba la cantidad de peso perdido en un grupo de mujeres mayores, comparadas con las que no usaron unas técnicas similares.[5]

Aunque la meditación no sea una varita mágica, ya que también hay que comer sano y hacer ejercicio, es un complemento increíble en *cualquier* régimen adelgazante

---

1. Carla K. Miller *et al.*, «Comparison of a Mindful Eating Intervention to a Diabetes Self-Management Intervention Among Adults with Type 2 Diabetes: A Randomized Controlled Trial», *Health, Education and Behavior* 41, n.º 2, abril del 2014, págs. 145-154, doi:10.1177/1090198113493092.

2. Hugo J. Alberts *et al.*, «Coping with Food Cravings: Investigating the Potential of a Mindfulness-Based Intervention», *Appetite* 55, n.º 1, agosto del 2010, págs. 160-163, doi:10.1016.

3. Shawn N. Katterman *et al.*, «Mindfulness Meditation as an Intervention for Binge Eating, Emotional Eating, and Weight Loss: A Systematic Review», *Eating Behaviors* 15, n.º 2, abril del 2014, págs. 197-204, doi:10.1016.

4. Jennifer Daubenmier *et al.*, «Mindfulness Intervention for Stress Eating to Reduce Cortisol and Abdominal Fat Among Overweight and Obese Women: An Exploratory Randomized Controlled Study», *Journal of Obesity* 2011, 2011, 651936, doi:10.1155/2011/651936.

5. Eirini Christaki *et al.*, «Stress Management Can Facilitate Weight Loss in Greek Overweight and Obese Women: A Pilot Study», *Journal of Human Nutrition and Dietetics* 26, 2, julio del 2013, suplemento, págs. 132-139, doi:10.1111/jhn.12086.

al multiplicar el efecto de tu método preferido. Cuando decides meditar, aunque solo sea cinco minutos al día, tu mente se vuelve más fuerte, ayudándote a alcanzar tus objetivos, y además mejora el funcionamiento de tu metabolismo.

Y entonces consigues lo que te propones.

PROGRAMA DE MEDITA TU PESO

Por tratar durante décadas con pacientes y alumnos de yoga, he identificado algunos de los patrones mentales autolimitadores más habituales y he creado meditaciones para ser conscientes de ellos. He cavilado a fondo sobre las meditaciones, las reflexiones y los mantras que incluiría en este libro, y he seleccionado solo los mejores para resetear el metabolismo.

El programa de 21 días de este libro se compone de una secuencia progresiva y estructurada que va entrenando la mente. Estas meditaciones y ejercicios te ayudan a ver los patrones mentales que te impiden estar saludable y sentirte bien, y a dejarlos atrás. Al igual que los atletas siguen el programa fijado por su entrenador cuando se preparan para una carrera o competición, este programa te ayudará a entrenar tu mente para estar sana y sentirte bien. Para tener más energía, estar más fuerte y delgada, lucir un aspecto radiante y sentirte de lo más saludable no hace falta pasar hambre o participar en una maratón, basta con ser más consciente de lo que ocurre en tu interior.

La primera parte es un curso intensivo sobre el milagro de la meditación: cómo actúa y cómo beneficia cada parte de tu cuerpo y de tu mente. En los tres primeros capítulos describo la ciencia de la meditación: *por qué* es tan eficaz para alcanzar tus objetivos. También comparto varios detalles sobre mi experiencia con pacientes y alumnos de yoga, y cómo he usado estos métodos para ayudarles a curarse y también a curarme a mí misma.

En el capítulo uno explico los principios básicos de la meditación y analizo algunas de las ideas falsas más comunes sobre ella. En el capítulo dos revelo cuáles son los bloqueos —físicos y mentales— que nos impiden perder peso y cómo la meditación nos ayuda a vencerlos. Y en el capítulo tres profundizo un poco más en cómo la meditación puede cambiar nuestra fisiología a nivel celular e incluso genético. Descubrirás cómo se ha demostrado científicamente que la meditación puede cambiar la estructura, el tamaño y el funcionamiento del cerebro, alterar químicamente el sistema endocrino y tonificar y calmar el sistema nervioso y el sistema cardiovascular. Verás exactamente cómo corrige los patrones neurales poco sanos que te impiden progresar y cómo estos cambios cerebrales ayudan a tu cuerpo a perder peso.

En cuanto conozcas mi formación académica, mi método y las investigaciones científicas que respaldan los beneficios de la meditación, te darás cuenta de cómo meditar solo cinco, diez o veinte minutos al día te ayuda a sentirte mucho más sana y feliz.

En la segunda parte empezarás el programa de 21 días. Cada día te presentaré un tema que considero esencial para renovar el metabolismo. Compartiré contigo mis experiencias personales sobre él o historias de pacientes, hechos interesantes o las investigaciones más vanguardistas al respecto. Y a lo largo de los 21 días también te contaré cómo la meditación te ayuda a implicarte más con la vida y a ser más consciente de las maravillas y la belleza que te rodea. La vida te resultará más liviana, y esto es incluso más importante que los kilos que quieres perder.

A partir de ese momento empezarás a meditar a diario: al principio solo tres minutos, y poco a poco irás aumentando el tiempo a tu propio ritmo. Te mostraré los principios básicos —cómo sentarte, dónde hacerlo, qué usar para ello, y más detalles—, y también te ofreceré una imagen mental, idea o frase con la que guiarte. A continuación te pediré que respondas a dos o tres breves preguntas escribiéndolas en tu diario, para que investigues y reflexiones sobre cómo cada tema tiene lugar en tu vida. Y por último te daré un mantra diario y algunas intenciones para el día, pidiéndote que prestes atención a tus pensamientos, emociones, sensaciones y experiencias para que tengas en cuenta un determinado tema y reflexiones sobre él.

La lección del día siguiente se basará en la del anterior y te ayudará a percibir más lo que ocurre en tu interior mientras progresas en tu práctica diaria de meditación. Cada día el programa tendrá el mismo formato para que medites a tu propio ritmo. Espero que al final de los 21 días te hayas acostumbrado a hacerte un hueco para meditar en tu ajetreada vida cotidiana.

Tanto si llevas toda la vida queriendo meditar y no lo has hecho aún por no haber encontrado un método que te gustase, como si eres una meditadora experimentada que quieres aprender a revitalizar tu metabolismo con la meditación, espero que encuentres lo que necesitas en este libro. Lo he escrito para que veas lo sencilla y práctica que es la herramienta de la meditación y los grandes resultados que obtendrás meditando solo varios minutos al día.

Y, sobre todo, espero que durante las tres semanas siguientes disfrutes conociendo más cosas de ti, como qué te hace vibrar, qué te impide progresar, qué te hace sentir viva y las ventajas de estar plenamente presente, con los brazos y los ojos bien abiertos, en todos los aspectos de tu vida.

¡Ha llegado el momento de pasar a la acción!

¿QUÉ ES LO QUE TE ESTÁ AGOBIANDO?

Primera parte

La meditación, el hábito más saludable

Nunca olvidaré el caso de mi paciente Leslie.

Leslie era una mujer muy disciplinada que estaba haciendo lo indecible para adelgazar. Seguía una dieta desintoxicante. Iba al gimnasio a diario. Pero por más que lo intentara, no conseguía perder los últimos siete kilos para volver a sentirse saludable. En el pasado había logrado adelgazar, pero esta vez no estaba teniendo suerte.

Cuando vino a verme a la consulta y compartió su programa conmigo, me chocó todo lo que estaba haciendo para perder peso. Había puesto tal *empeño* en ello que ya había probado todas las dietas y ejercicios habidos y por haber. Hasta sabía que hacer demasiado ejercicio o comer demasiado poco podía estimular las contraproducentes hormonas del estrés, y por eso estaba intentando equilibrar ambas cosas y reducir el estrés en otras áreas de su vida.

Leslie había hecho todo cuanto yo pudiera aconsejarle, salvo un ingrediente esencial para triunfar: aún no había empezado a meditar.

Cuando le sugerí que empezara a meditar, se mostró escéptica pero decidió probarlo. «Siempre he querido *intentarlo*», me confesó. «Aunque no pierda peso, tal vez me ayude a no darme por vencida.»

Leslie empezó meditando cinco minutos al día, y más adelante diez, avanzando a su propio ritmo. Al principio le costó hacerse un hueco en su apretada agenda, pero al cabo de poco comenzó a ver la meditación como el momento más agradable del día. Y poco después de haber ido a verme, ya había perdido los siete kilos sin hacer ningún otro cambio en su rutina. Durante varios años fui viéndola una o dos veces al año, y desde entonces ha mantenido su peso sin el menor esfuerzo. Y cada vez que la veo tiene un aspecto más sereno (¡y joven!).

He visto a muchos hombres y mujeres dedicar una inmensa cantidad de tiempo a perfeccionar su dieta y su programa de ejercicios, intentándolo todo —dietas depurativas, yoga, atletismo de alto nivel y otros métodos—, sintiéndose frustrados e infelices al no conseguir los resultados esperados. Algunos no consiguen ser constantes, se enfrentan a sus demonios interiores sin ningún éxito y vuelven de nuevo a sus malos hábitos. Otros, como le ocurría a Leslie, a pesar de desear hacer lo correcto, no logran los cambios deseados y no se sienten a gusto con su cuerpo. Los pacientes vienen a verme saltándoseles las lágrimas, sin saber cómo salir de ese frustrante estancamiento. Muchos han hecho lo imposible por decirle a su cuerpo que quieren adelgazar. Pero al igual que Leslie, necesitan hacer la conexión definitiva y primordial: comunicarle este mensaje a su mente.

Leslie seguía con las mismas viejas ideas sobre sí misma. En su mente se veía como una mujer con sobrepeso. No había empezado a visualizarse con el peso ideal y esta imagen hacía que su cuerpo siguiera conservando los siete kilos de los que no podía desprenderse, hiciera lo que hiciese. Su cerebro —el jefe del sistema nervioso, el capitán del cuerpo— tenía que creer que el cambio era posible para que se produjeran los cambios bioquímicos que le permitirían adelgazar.

La meditación cambió su perspectiva y la ayudó a verse como una mujer delgada y vital. Su práctica diaria de meditación y los cambios mentales que le produjeron fue todo cuanto su cuerpo necesitó para librarse de los últimos siete kilos que quería perder.

Tanto si se trata de universitarios estresados, como de ejecutivos de altos vuelos, mamás primerizas o jubilados recientes, he constatado que la meditación es una solución sencilla y transformadora a la vez para todo tipo de problemas difíciles y frustrantes. En muchas ocasiones nuestros propios mensajes subconscientes y malos hábitos arraigados frustran nuestros intentos de estar más sanos y sentirnos más felices. Hasta es posible que no advirtamos estos bloqueos, aunque nos topemos con ellos día tras día. Pero incluso cinco minutos al día de meditación mindful ya bastan para advertirlos, y este es el primer paso —y el más importante—, para superarlos.

A medida que la meditación te ayuda a ver tus bloqueos, entiendes la conexión que hay entre tus mensajes ocultos, tus hábitos inconscientes poco sanos y el frustrante estancamiento que te impide perder peso. La meditación en lugar de hacerte entrar en una espiral de autorreproches te ayuda a conocerte mejor y a ser más compasiva contigo misma, a pesar de tus puntos débiles. En este estado sereno y comprensivo es cuando tu cuerpo deja de ponerse a la defensiva, se abre y saca su instinto innato de estar sano, permitiéndote adelgazar de manera automática y natural sin esfuerzo alguno.

A medida que te acostumbras a meditar a diario en tu vida cotidiana, vives pequeños momentos «reveladores» que te llevan a unas percepciones más enriquecedoras aún. Estos cambios van aumentando mientras tu mente se vuelve más fuerte y te dejas llevar cada vez menos por tus miedos. Adquieres el valor para detenerte y enfrentarte a los mayores problemas de tu vida, los temas dolorosos de los que te has estado evadiendo todos esos años, que a menudo son la causa de algunos de tus bloqueos más frustrantes.

Estos cambios tan importantes tal vez lleven su tiempo, pero en cuanto surjan la vida te parecerá de pronto más fácil, rica y significativa. Tus heridas empezarán a sanar, aquello con lo que antes soñabas volverá a cautivarte y descubrirás que tu vida ha tomado un camino que antes te parecía inalcanzable.

Basta con meditar varios minutos al día para conseguir todo esto. Cuando aprovechas el poder de la meditación, intentar perder los kilos de más con los que todavía cargas no es más que el inicio de unos cambios que transformarán tu vida.

SENCILLA Y PODEROSA A LA VEZ

La práctica de la meditación es en realidad muy sencilla. Solo tienes que desear aquietar la mente unos momentos. No necesitas equipo alguno ni seguir un gran entrenamiento, a decir verdad ni siquiera te hace falta disponer de un lugar tranquilo (aunque este te resulte muy útil). Los estudios realizados por las instituciones más prestigiosas del mundo han demostrado que la meditación, por sencilla que sea, tiene unos poderosos efectos. Millones de personas se han sometido a estudios del sueño, análisis de sangre, escanografías cerebrales y a todo tipo de ensayos clínicos para registrar los efectos de la meditación en los distintos sistemas del cuerpo humano. Estas investigaciones han demostrado que la meditación ayuda al cuerpo de forma visible a manejar el estrés: cambia la fisiología, el sistema nervioso, el sistema endocrino e incluso la estructura del cerebro.

La meditación te ayuda a estar más saludable, incluso cuando intentas alcanzar el peso ideal. De hecho, un análisis reciente de varios estudios revisados por expertos sobre intervenciones basadas en el mindfulness para corregir conductas alimentarias relacionadas con el aumento de peso —como comer en exceso, la ingesta compulsiva y el hambre emocional—, reveló que en el 86 por ciento de los estudios sobre el mindfulness los participantes consiguieron perder peso con más facilidad.[6]

Las investigaciones demuestran que la meditación, en especial la que tiene que ver con el mindfulness, nos ayuda a perder peso porque:

- nos enseña a comer más despacio y a saborear la comida, por lo que la disfrutamos más y nos sentimos llenos comiendo una menor cantidad
- nos ayuda a entender la sensación interior de hambre y las señales de saciedad, en lugar de comer de manera automática o compulsiva
- hace que nos cuestionemos esas ganas de comer que nos parecen «incontenibles»

Muchos estudios han revelado que las técnicas del mindfulness reducen los antojos y favorecen la pérdida de peso. Pero ser más consciente de lo que ocurre en nuestro interior también nos ayuda a advertir cómo nos afectan nuestros hábitos mentales. ¿Por qué sentimos de pronto el apremiante deseo de comer ciertos alimentos, sean sanos o poco sanos? ¿Por qué tenemos patrones mentales limitadores y qué efecto producen en la propia imagen, la salud y la postura corporal? ¿Cómo nos tratamos a nosotros mismos y tratamos a los demás e interactuamos con ellos? ¿Cómo

6. G. A. O'Reilly *et al.*, «Mindfulness-Based Interventions for Obesity-Related Eating Behaviours: A Literature Review», *Obesity Reviews* 15, n.º 6, junio del 2014, pág. 453-461, doi:10.1111/obr.12156.

nos sentimos, vivimos, respiramos y nos movemos en la vida cotidiana? Todas estas preguntas tienen un papel en nuestra salud y felicidad, en nuestro grado de conexión con los demás y en lo satisfechos que nos sentimos con nuestra vida. Cuando empezamos a responderlas, adelgazamos de manera natural.

¿Te parece demasiado bueno para ser verdad? ¿Cómo es posible que meditar en quietud produzca tantos efectos? Tal vez tengas tus dudas sobre la meditación o no te haya funcionado en el pasado. Veamos los mitos más comunes sobre la meditación para disipar todas las dudas y reservas al respecto.

ALGUNOS MITOS SOBRE LA MEDITACIÓN, Y LA VERDAD

Aunque la meditación sea mucho más sencilla de lo que la gente se imagina, también es un proceso misterioso. ¿Cómo actúa exactamente? Incluso los científicos no lo saben del todo, pero van camino de averiguarlo. Este misterio hace que la gente a veces la vea con escepticismo, pero estoy deseando aclarar algunas de estas ideas falsas.

Mito
«La meditación es una práctica espiritual.»

Verdad
La meditación es, ante todo, una práctica mental.

La meditación no es vudú. La meditación no es una práctica mística o de la Nueva Era. Sí, se ha usado de muchas formas en tradiciones y culturas religiosas de todo el mundo a lo largo de la historia, pero el acto de meditar no es espiritual en sí.

La meditación es en esencia un medio para entrenar la mente. Sus efectos fisiológicos directos en el cerebro y el sistema nervioso se pueden estudiar en el laboratorio por medio de sofisticados TAC cerebrales, o a través de análisis de sangre, del estetoscopio o de aparatos que registran el ritmo cardíaco. En realidad, en los últimos veinticinco años algunas de las instituciones científicas más respetadas del mundo han llevado a cabo más de tres mil estudios sobre la meditación, como las universidades de Harvard, Yale, Stanford, California, Carolina del Norte y Wisconsin, entre muchas otras. La información procedente de estos estudios es muy clara: la meditación nos ayuda a llevar una vida más saludable, feliz y plena.

Mito
**«La meditación no me funciona»,
o «no puedo meditar».**

Verdad
**La meditación le funciona a todo el mundo,
y cualquiera puede meditar.**

Oigo esta afirmación todo el tiempo: «No puedo meditar, a mí no me funciona».

Imagínate a un niño pequeño que mientras aprende a caminar dando un paso y luego otro, al caerse al suelo se vuelve y le dice a sus padres: «¡Lo siento, caminar no es lo mío!»

Es absurdo, ¿verdad? La meditación es como caminar, es una actividad que puedes ir aprendiendo poco a poco, meditando al principio durante breves espacios de tiempo y seguir practicándola y perfeccionándola el resto de tu vida.

En cuanto dominas los principios básicos de caminar, puedes tomar la dirección que quieras: correr en clase de gimnasia cincuenta metros a toda velocidad, entrenarte para recorrer cinco kilómetros, participar en una maratón. O, como la mayoría de la gente hace, decidir caminar un poco a diario. Pero la mecánica de todas estas actividades es la misma. Vas poniendo un pie delante del otro mientras avanzas.

Meditar es como caminar. Puedes hacerlo tres minutos al día o incluso veinte. Puedes enamorarte de esta práctica y decidir conocerte mejor y hacer un retiro. Pero a un nivel elemental, tengas el nivel que tengas, eres un meditador. Desde el instante en que te sientas, respiras y observas tu mente, ya lo estás haciendo: estás meditando.

Mito

«La única meditación auténtica es [x] y si no es la que haces, no estás meditando *realmente*.»

Verdad

Cualquier clase de meditación es «auténtica», no hay una que sea mejor que otra.

Al empezar a meditar cometemos el error de creer que hay que hacer un tipo en concreto de meditación. Cuando yo comencé a meditar a principios de los años noventa, la gente era muy específica al respecto. Oía todo tipo de dictámenes:

- No puedes meditar sentado en una silla, tienes que hacerlo sobre un cojín.
- Tienes que colocar las piernas en esta postura.
- El pulgar derecho tiene que estar sobre el izquierdo.
- El talón del pie derecho tiene que estar delante.
- La columna tiene que estar alineada con la pelvis.
- Debes recitar eso o pensar aquello otro.

Todas estas sugerencias *tal vez* te sean, o no, útiles. Sin embargo, para alcanzar tus metas relacionadas con la salud por medio de la meditación esta clase de verdades absolutas no tienen ningún sentido. Aquello que te funciona, *te* funciona y punto. Tanto da si se trata de visualizar un objeto, contar la respiración o dedicar simplemente un momento a estar con los ojos cerrados y la mente en quietud mientras vas en el autobús. Todos estos métodos no son más que herramientas y constituyen una forma de meditación. En cuanto te tomas un momento para estar en quietud, con la mente en silencio, *voilà*, estás meditando.

Y esta es la finalidad de la meditación: alcanzar, a base de práctica, un grado de comodidad en el que puedas entrar en el mismo estado mental sereno y relajado en un abrir y cerrar de ojos en cuanto notes que te estás estresando. Al desarrollar tus habilidades meditativas, te zafas del bucle del estrés y te mantienes calmada, tranquila y sosegada tan a menudo como desees.

Si te atrae un método de meditación en especial, ¡estupendo!, úsalo si te funciona. Encuentra la herramienta que necesitas y aplícala. Pero desde un punto de vista científico y para obtener los resultados físicos y mentales deseados, no olvides que hay muchas formas «correctas» de meditar.

Mito
«Tienes que meditar veinte minutos o más; de lo contrario, no te servirá de nada.»

Verdad
Al margen de la cantidad de tiempo que le dediques, la meditación supondrá una diferencia en tu vida.

La cantidad de tiempo que dediques a meditar es totalmente secundaria, lo esencial es la frecuencia con la que lo hagas. Si te obligas a meditar en quietud veinte minutos, no gozarás de los saludables beneficios que experimentarías si lo hubieras hecho solo durante cinco minutos siguiendo simplemente la respiración. El esfuerzo de meditar en quietud más tiempo del que eres capaz de aguantar activará la respuesta de estrés en tu sistema nervioso. Es preferible meditar tres minutos al día que hacerlo veinte una vez a la semana.

Sí, este pequeño espacio de tiempo supondrá una diferencia en tu vida. Un estudio reveló que al meditar cinco minutos al día durante cuatro semanas disminuyeron las medidas del estrés y la ansiedad en los participantes y les dio la sensación de tener mejor calidad de vida.[7] Otro estudio demostró que al meditar quince minutos al día las medidas del estrés se reducían en los participantes un 36 por ciento.[8] Pero incluso algo tan sencillo como exhalar el aire una vez siendo consciente de ello puede bajar la tensión arterial, al menos durante uno o dos segundos.

La meditación no solo es eficaz en un abrir y cerrar de ojos sino que, además, una nueva línea de investigación sugiere que altera nuestra *noción* del tiempo, dándonos la sensación de disponer de *más* en nuestra vida cotidiana. ¿Te acuerdas cuando de pequeño el verano te parecía que iba a durar siempre? En la adultez perdemos esta deliciosa sensación del tiempo expandiéndose. Pero un estudio alemán descubrió que los meditadores expertos en mindfulness ex-

---

7. Kavita Prasad *et. al.*, «Effect of a Single Session Meditation Training to Reduce Stress and Improve Quality of Life Among Health Care Professionals: A "Dose-Ranging" Feasibility Study», *Alternative Therapies in Health & Medicine* 17, n.º 3, mayo-junio del 2011, págs. 46-49, PubMed PMID: 22164812.

8. James D. Lane, Jon Seskevich y Carl Pieper, «Brief Meditation Training Can Improve Perceived Stress and Negative Mood», *Alternative Therapies in Health & Medicine* 13, n.º 1, enero-febrero del 2001, págs. 38-44, PubMed PMID: 17283740.

perimentaban una menor sensación subjetiva de falta de tiempo y una mayor sensación del tiempo «expandiéndose», y además su experiencia del paso del tiempo se ralentizaba.[9] Comparados con los que no meditaban, tendían más a decir que la semana pasada y el mes anterior habían transcurrido con más «lentitud».

Basta con meditar varios minutos al día para que tu experiencia del tiempo se profundice y expanda. Ya no te dirás con tanta frecuencia: «¡Caramba, el día me ha pasado volando!» Te dará la sensación de que los fines de semana y las vacaciones duran más. Cada instante de tu vida se volverá tan enriquecedor que serás plenamente consciente de él.

La meditación te ayuda a vivir más tiempo, tanto en lo que respecta a los años del calendario como a tu experiencia subjetiva de ellos.

Mito
«Meditar cuesta, y si no es así significa que no lo estás haciendo bien.»
O: «Tiene que resultarte fácil meditar; si no es así significa que no lo estás haciendo bien».

Verdad
Meditar es sencillo: no es fácil ni difícil.
El truco es experimentarlo sin juzgar.

9. Marc Wittmann *et al.* «Subjective Expansion of Extended Time Spans in Experienced Meditators», *Frontiers in Psychology* 5, 14 de enero del 2015, pág. 1586, doi:10.3389/fpsyg.2014.01586.

Algunas personas creen que si no les cuesta meditar, no producirá ningún efecto en su vida. Otras piensan que tiene que ser fácil, se dicen: «Si no me resulta fácil, significa que meditar no es lo mío».

Ninguna de estas ideas es cierta. Estos mitos no son más que enjuiciamientos. La meditación te ayuda a ver que estas ideas no son más que pensamientos, no son unas verdades absolutas en las que debas basarte para decidir si meditas o no.

Mito
«Si tu mente se distrae, no eres un meditador.»

Verdad
La mente no está siempre en silencio.

Muchas personas comienzan a practicar la meditación pensando que consiste en aquietar la mente. Pero advertir que tu mente se está distrayendo con pensamientos ya *es* meditar. Incluso la mente de los monjes avezados divaga en algún momento. Siempre aflorará algún pensamiento.

Cuando la mente se distrae, tal vez nos digamos: *¿Lo estoy haciendo bien? ¿Lo estoy haciendo mal? ¿Estoy meditando de verdad? ¿Casi no meditando?* Nos irritamos por habernos distraído al dejarnos llevar por esos pensamientos. Pero concentrarnos en algo cuesta mucho, a decir verdad es casi imposible.

Lo cierto es que la mente siempre está activa y ese divagar *es parte de la meditación*. El proceso de traer tu mente de vuelta sin regañarte por haberte distraído, *es* meditar. En la gimnasia mental de la meditación, el acto de advertir que te has dejado llevar por un pensamiento *es* el ejercicio de bíceps que te fortalece el cerebro. Te estás convirtiendo en una espectadora en lugar de en un juez, un cambio esencial que es primordial en la meditación.

«¡Qué aburrido! No necesito aprender a concentrarme, a mi cerebro le encanta la multitarea.»

Al cerebro no le gusta la multitarea.

Según el Laboratorio de Neuroimagenología de la Universidad del Sur de California, nos pasan por la cabeza unos setenta mil pensamientos a diario.[10] Algunos tienen que ver con soltar palabrotas al darnos un golpe en el dedo gordo del pie o al notar la temperatura del agua al empezar a ducharnos, o con cualquier otro detalle cotidiano. Y otros pensamientos son más serios, tienen que ver con problemas laborables, preocupaciones económicas, una agobiante falta de tiempo o una dolorosa ruptura sentimental. Como seres inteligentes que somos, a nuestro cerebro le atraen todos estos jugosos pensamientos. Pero no ser conscientes del

---

10. LONI: Laboratory of Neuro Imaging, www.loni.usc.edu/about_loni/education/brain_trivia.php.

presente nos agota y hace que nuestra productividad y felicidad se desplomen.

Un estudio de Harvard usó una aplicación del iPhone para registrar la frecuencia con la que nos dejamos llevar por los pensamientos y cómo esta falta de presencia afecta nuestro nivel de felicidad en la vida. Descubrieron que fuese lo que fuera lo que los participantes estuvieran haciendo, desde trabajar hasta ir de compras, jugar con sus hijos o salir con los amigos, eran mucho más felices cuando su mente no se dejaba arrastrar por los pensamientos. (Advertencia: «Hacer el amor» fue la actividad en la que *más* presente estaba la mente.) Los investigadores descubrieron que aquello que los participantes hacían no repercutía tanto en su felicidad como el grado de presencia mental que manifestaban. Un análisis incluso más profundo de la información reveló que la «falta de presencia mental era la causa, y no una mera consecuencia, de su infelicidad».[11]

¿Por qué somos infelices cuando nuestra mente no está presente? En parte podría deberse a que dejamos de fluir con la situación. Aquella investigación reveló que cuando estamos absortos en lo que hacemos, somos más felices. Pero a no ser que observes todos esos pensamientos que te vienen a la cabeza, estarás experimentando también los miles de *enjuiciamientos* que acarrean. La meditación te ayuda a observar con calma esos enjuiciamientos, a advertirlos sin más, sin querer quitártelos de la cabeza o cambiarlos. Si no

11. Matthew A. Killingsworth y Daniel T. Gilbert, «A Wandering Mind Is an Unhappy Mind», *Science* 330, n.º 6006, noviembre del 2010, pág. 932.

te dejas llevar por ellos, gestionarás mejor la reactividad del sistema nervioso. Cada vez que te dejas llevar por un pensamiento o un juicio negativo, se activa automáticamente la respuesta de lucha o huida, lo que desencadena una cascada de hormonas del estrés. Pero cuando aprendes a advertirlos, evitas que se active esta respuesta.

Gracias, cerebro, pero ahora no quiero que me lleves a donde a ti se te antoje, prefiero observarlo todo.

LA BASE DE LA MEDITACIÓN

Ahora que he hablado de los mitos más comunes sobre la meditación, explicaré un poco más dos verdades esenciales que ya he mencionado. La base de la meditación se compone de dos conceptos o dos actitudes mentales: ser un observador y no juzgar.

Sé un observador

¿Has tenido alguna vez la curiosa sensación hipnótica de conducir diez kilómetros de un tirón sin darte cuenta? ¿Cuántas veces has ido con el coche al trabajo con el piloto automático puesto, girando con la mente en blanco por las mismas curvas, deteniéndote en los mismos semáforos, sin percatarte de los árboles, las flores, las señales de tráfico o ni siquiera de los transeúntes?

A la mayoría nos ocurre a diario. Vamos por la vida con una idea fija, sin ver apenas nada, aunque tengamos los ojos abiertos. El cerebro pasa de estar apenas alerta a advertir lo que ocurre a nuestro alrededor en ese momento. Podemos entrar y salir de este estado, una y otra vez, durante minutos u horas sin ser conscientes del paso del tiempo.

Nuestro sistema nervioso necesita desconectar de *algunos* de esos detalles; si nos concentrásemos en cada cartel que nos cruzamos o en cada piedrecita del camino, nos sentiríamos desbordados en cuestión de minutos por todos esos detalles. Pero ese estado de ensoñación, de sonambulismo, es muy distinto al de la conciencia plena, la sensación que podemos desarrollar con la práctica de la meditación.

A medida que pasas más tiempo en un estado de presencia al meditar, adviertes más cosas a lo largo del día, esos pequeños detalles de belleza o de serena majestuosidad que le añaden textura a tu vida. Poco a poco, o incluso de repente, empiezas a advertir las flores eclosionando o las plantas que antes te pasaban desapercibidas. Después de una breve sesión de meditación sostenida, los instantes de tu vida se vuelven más profundos y ricos, tus sentidos captan más los detalles. Y a medida que percibes estas cosas, eres más consciente de cuándo tu mente se «distrae» y vas por la vida sin estar presente.

Parece fácil, ¿no? Pero ser un espectador, observar tus pensamientos sin dejarte llevar por ellos es tal vez la parte más difícil de la práctica de meditación. Nuestra naturaleza humana tiende a dictarnos que cuando advertimos algo, hurgamos en el asunto, queremos *implicarnos* en ello.

Ilustraré esta escena tan común poniendo a los hijos como ejemplo. A muchos padres les exige un esfuerzo hercúleo de autocontrol tomar distancia y observar a sus hijos avanzando por la vida sin entrometerse. Sienten el deseo de atarles los zapatos, de limpiar lo que derraman, de corregir el error de los deberes de matemáticas. Incluso de darles consejos. Oyen o ven una cuestión, y quieren resolverla, orientar, *rescatar*.

Nuestra mente reacciona a nuestros pensamientos como unos padres reaccionarían ante un hijo suyo: la mente quiere por naturaleza implicarse, hurgar en el asunto y actuar. Esta tendencia está llena de buenas intenciones, queremos ayudar a nuestro cerebro a «resolver» el asunto que le está atormentando. Pero al igual que el «problema» de un hijo se puede resolver por sí solo sin que intervengamos, nos sentiremos más relajados y a gusto si decidimos observar simplemente nuestros pensamientos sin dejarnos llevar por ellos.

Nuestra tendencia natural a «resolverlo» todo suele aparecer en la primera sesión de meditación, mientras nos concentramos en la respiración. (Advertencia: no me estoy refiriendo a ninguna práctica de meditación o de yoga en concreto, como los ejercicios de *pranayama*, en los que uno sigue la respiración y la regula, ya que esta clase de prácticas requiere un enfoque distinto.) El profesor empieza la sesión de meditación diciendo algo como: «Prestad atención a la respiración», y a ti lo primero que se te ocurre es: *«¡No estoy respirando correctamente!»*

A decir verdad, tal vez te sientes en la esterilla o el cojín respirando agitadamente o de manera superficial, quizá in-

tentes alargar la exhalación para respirar «perfectamente».
Pero mientras aprendes a meditar, verás que la meditación
no consiste en alargar, profundizar, ralentizar o cambiar de
alguna otra forma la respiración, sino en *observarla* simplemente, algo que cuesta más todavía. Tu tarea no es juzgar
la calidad de tu respiración, sino observarla sin intentar
cambiarla ni siquiera sutilmente. La gran práctica de convertirte en una observadora consiste en esto.

Ser una observadora es una habilidad que te ayuda en
cualquier aspecto de tu vida. Imagínate que eres capaz de
mantener la cabeza fría en momentos de lo más estresantes.
Que puedes decidir no enzarzarte en una acalorada pelea
con tu hijo o tu pareja. Que ves con claridad una situación
en un momento crítico que se da en el trabajo. Ser una observadora también te ayuda a ver lo que tu cuerpo te pide a
cada instante. Así puedes escuchar las señales que te envía
en lugar de reaccionar automáticamente y optar por una
comida poco saludable.

El adiestramiento mental para dejar de juzgar

La meditación tiene una forma sorprendente de hacerte más
consciente de todo. En cuanto empiezas a desarrollar la habilidad de ser una observadora, captas los detalles de tu alrededor que no percibías cuando ibas por la vida como una zombi.

Podemos usar la meditación para entrenar la mente del
mismo modo que entrenamos el cuerpo en el gimnasio.
Cuando vamos al gimnasio, hacemos pesas para fortalecer
los bíceps y levantar con más facilidad objetos pesados.

Cuando nos sentamos a meditar, entrenamos los músculos de la mente para ser menos reactivos y enjuiciadores en la vida.

¿Por qué es tan importante no juzgar? Al fin y al cabo, todos hacemos suposiciones y enjuiciamientos sobre el mundo que nos rodea; esta tendencia es muy humana, ¿no?

No necesariamente. Estos hábitos mentales que nos *parecen* tan normales no siempre son saludables. Y, sin embargo, nos dejamos llevar por ellos a diario. Concluimos que nuestra amiga está enojada con nosotras cuando no nos contesta el mensaje de texto o el e-mail. Nos mosqueamos cuando vemos en Facebook la foto de una fiesta a la que no nos han invitado. Decidimos no darle una propina a la camarera porque al verla sonreír hemos creído que se burlaba de nosotros. Nos imaginamos que la peca que nos ha salido en la cara es un cáncer de piel por estar cambiando de forma.

Estas suposiciones rápidas, automáticas e irreflexivas no son inocentes o inocuas, sino que dejan unos residuos. Las reacciones que nos suscitan tienen un impacto en la química cerebral, las reacciones hormonales, la salud del corazón, los niveles de inflamación y, por supuesto, también en nuestra forma de ver el mundo y en nuestro nivel de felicidad. Los juicios automáticos pueden cambiar nuestro grado de ansiedad, nuestro estado de ánimo e incluso nuestras relaciones. Si no les ponemos freno pueden llegar a definir quiénes somos. Debemos detenerlos, analizarlos cuidadosamente y decidir si los aceptamos, si les damos crédito, o si dejamos que sigan en nuestra cabeza.

Cuanto mejores observadores seamos, más advertiremos nuestros juicios de valor. En cuanto los advertimos, podemos decidir: *¿Quiero seguir haciéndolo? ¿Es una suposición racional? ¿Soy una persona tan sana como me gustaría ser? ¿Tengo la energía que me gustaría tener? ¿Soy una buena trabajadora? ¿Estoy preparada para llevar una vida más saludable?* Podemos empezar a cambiar algunos de esos procesos mentales subconscientes y hacer que sean más conscientes.

En definitiva, los juicios que hacemos sobre el mundo que nos rodea son los mismos que hacemos sobre nosotros mismos, no son más que pensamientos, atajos mentales, pero no son reales. Juzgarnos a la menor ocasión, sobre todo en cuanto a nuestro peso corporal se refiere, es muy perjudicial para nuestra salud e imagen personal. No podemos criticarnos por esos kilos de más de los que no logramos desprendernos, antes al contrario, por más mensajes vergonzosos que hayamos recibido en nuestra juventud o de los medios de comunicación. Las investigaciones revelan que las personas que se avergüenzan de su peso tienden menos a conseguir estar saludables y a adelgazar.

La meditación te ayuda a advertir estos hábitos mentales y a observarlos sin juzgarlos, para poder a la larga cambiarlos. Ser una observadora y adoptar la actitud de no juzgar son los dos primeros pasos fundamentales para abordar tus bloqueos personales con compasión y generosidad.

En el capítulo siguiente hablaré sobre cuáles son los bloqueos más comunes y cómo la meditación te ayuda a superarlos.

Rompe tus bloqueos mentales

Estés donde estés en tu camino hacia la salud, cuando intentas cambiar algo en tu vida siempre te puedes topar con un gran escollo que te impida progresar: tus hábitos. La ciencia ha determinado que un 70 por ciento de la salud y la longevidad depende del estilo de vida que llevamos, el cual no es más que una serie de hábitos adquiridos a lo largo de los años.

La mayoría tenemos al menos un hábito del que nos encantaría librarnos. Pero por más tentador que sea dejarlo de golpe, una actitud tan tajante suele ser contraproducente, causándonos efectos de rebote, autocríticas y chascos. Pese a nuestras buenas intenciones, a veces el cerebro se aferra a los hábitos como si fueran una tabla de salvación, aunque sean poco sanos.

En lugar de intentar cortar por lo sano, la manera más fácil de abandonar un mal hábito es adquirir otro mejor y dejar que el bueno lo vaya eliminando poco a poco. La meditación es en muchos sentidos la madre de los buenos hábitos. Esos diez minutos diarios (o cinco, o ¡incluso tres!) dedicados a la meditación influyen muchísimo en las veintitrés horas y cincuenta minutos restantes del día, los efectos de este corto espacio de tiempo son descomunales. Cuando te acostumbras a meditar a diario, te resulta mucho más fácil adquirir otros hábitos excelentes y dejar atrás los poco sanos.

Yo soy testigo de ello a diario en mi consulta. Abby es una de mis pacientes que mejor lo ilustra.

EL PUENTE A UNOS NUEVOS HÁBITOS

Abby vino a verme porque tenía problemas para quedarse embarazada. Llevaba dos años intentando concebir un hijo, pero no había tenido éxito. Cada vez que iba a verme, dejaba sobre mi escritorio un vaso gigantesco de soda de un litro. Y ahí se quedaba durante toda la consulta.

Hice todo lo posible para que dejara de consumirla. Le di folletos que explicaban por qué era mala para ella. Le mostré la conexión entre el azúcar y la infertilidad. Pero este hábito suyo era incluso más fuerte que su deseo de ser madre. Abby seguía aferrándose a su gigantesco vaso de soda, por más datos o estudios científicos que le ofreciera.

Al final cambié de enfoque. Empezamos a hablar de por qué creía que necesitaba beber tanta soda. ¿Qué le daba esta bebida que le gustaba tanto? Me contó que había empezado a tomarla para tener suficiente energía a lo largo del día. Y ahora no podía vivir sin ella; creía que si no la tomaba no rendiría. La idea de llevar su ajetreada vida sin la ayuda de la soda la llenaba de espanto.

Aquel vaso enorme se había convertido en su apoyo moral y en su amigo, en un compañero y aliado indispensable para sus largas jornadas. En cuanto aclaramos el papel de la soda en su vida, vi con claridad que por más que le dijera lo mala que era para su salud, estaba demasiado enganchada emocionalmente a ella como para que me hiciera caso. En su lugar tenía que centrarme en la *función* de la soda, encontrar otro apoyo emocional para Abby y buscar una solución para la ansiedad de no disponer de bastante energía para todas las cosas que debía hacer.

Tenía la agenda tan llena que al principio solo se pudo comprometer a meditar tres minutos al día, y a la semana siguiente, cinco. Sin embargo, este breve tiempo ya le bastó para empezar a advertir sus patrones energéticos y cómo gestionar mejor su estrés. Fue reduciendo cada día poco a poco su consumo de soda de manera sistemática, hasta que empezó a librarse tanto de esta bebida como de su preocupación sobre su nivel de energía. Se llevó una gran sorpresa al descubrir que podía hacer frente a sus responsabilidades diarias sin ningún problema. A decir verdad, ahora rendía incluso más que cuando tomaba soda.

Varias semanas más tarde, Abby se sentía mucho mejor (y también tenía un aspecto estupendo). Al cabo de poco ya había perdido algunos kilos, pero esto no fue más que un agradable efecto secundario. El verdadero regalo lo recibió a los tres meses de haber empezado a meditar y a desengancharse de la soda. Después de haber estado intentando durante más de dos años tener un hijo con distintos procedimientos (convencionales y alternativos), se quedó embarazada.

No creo que lo hubiera logrado de no haber meditado. El programa de mindfulness le permitió observar a fondo su nivel de energía, su alimentación, y qué obtenía exactamente de su «relación» diaria con la soda. El tiempo dedicado a la meditación le ayudó a ver que tenía que solucionar la ansiedad que sentía y establecer además unas relaciones más cercanas y de apoyo con sus compañeros de trabajo y amigos, en lugar de recibir el apoyo moral que necesitaba de una bebida tan poco sana.

En mi consulta presencio esta escena una y otra vez: los pacientes intentan adelgazar sin dejar los patrones mentales y los hábitos poco sanos. Estés donde estés en tu viaje hacia la salud, tal vez hayas establecido a lo largo de los años unas conexiones emocionales muy fuertes con tus malos hábitos que te impiden ahora abandonarlos. Tanto si se trata del mal hábito de consumir azúcar o patatas fritas (o ambas cosas), de sentarte en el sofá sin querer hacer ejercicio o de pasarte el día contando las calorías y sudando la camiseta para quemar grasa, estos hábitos destructivos satisfacen alguna necesidad tuya. La meditación te ayuda a observarlos sin juzgarlos, para aprender de ellos en lugar de ignorarlos. Enfrentarte a estas verdades te ayuda a llegar hasta el fondo y ver de dónde te vienen tus verdaderas necesidades, para encontrar unas formas más enriquecedoras, productivas y sanas de satisfacerlas.

DESCUBRE TUS HÁBITOS DESTRUCTIVOS

A diario nos bombardean con consejos para estar sanos y en forma. Este tsunami de recomendaciones, el constante redoble de «haz esto, no hagas eso otro» nos hace sentir como si nunca diéramos la talla, por más que hagamos o que cambiemos. A veces nos llega a agobiar tanto que nos decimos: *Debo de ser una nulidad. Todo el mundo puede [dejar de consumir azúcar/hacerse vegano/correr siete kilómetros al día]. ¿Por qué yo no lo consigo? ¿Por qué me esfuerzo si nunca lo conseguiré?*

Esta actitud de todo o nada es un hábito mental que no nos ayuda en absoluto. Pero a pesar de la eterna búsqueda en nuestra cultura de soluciones mágicas, no las hay ni nunca las habrá. Tu intento de bajar de peso no es más que *tu* intento. Lo que a ti te va bien quizá no le dé buen resultado a otro; cada organismo es distinto y no existe una panacea universal.

Pero lo que sí funciona es ser compasiva contigo misma. Aprende a bucear en la experiencia presente e intenta no juzgarte con demasiada dureza. La meditación te ayuda a adquirir hábitos mentales sanos y a vivir el presente en lugar de estar lamentando el pasado o temiendo el futuro.

A medida que refuerzas estos buenos hábitos, los malos irán desapareciendo y te resultará más fácil alcanzar tus objetivos de estar sana. Veamos algunos de los hábitos que te hacen engordar y cómo la meditación te ayuda a dejarlos atrás.

La meditación te ayuda a advertir tu apetito
(y otras señales del cuerpo)

Para gozar de un estilo de vida y un metabolismo sanos es esencial escuchar las señales de tu interior. Todos los mensajes que el cuerpo y la mente te envían pueden crearte obstáculos o ayudarte a superarlos, y cuando meditas los captas con mucha más claridad.

La meditación te permite interpretar la información biológica que te indica si tu plan está funcionando: *Si bebo más agua, ¿está mi piel más hidratada y tengo menos apetito? Si hago ejercicio por la mañana, ¿cómo me siento el resto del día?*

Una de las señales más importantes es la del hambre. En el frenético ritmo del día a día a veces comemos más por costumbre que por necesidad. Incluso podemos dejar el plato impoluto sin preguntarnos si en realidad necesitábamos ingerir esos últimos bocados. O quizá estamos siguiendo sin pensarlo la orden de «¡Cómetelo todo!» que nos inculcaron de niños.

Hasta es posible que hayamos olvidado cómo es un verdadero rugir de estómago, o la satisfacción de una comida que nos deja llenos sin atiborrarnos. En su lugar, qué comemos, cuándo lo hacemos y cuánta comida ingerimos puede que dependa de señales externas: del reloj de pared, de la porción de comida precocinada, de las calorías prescritas por una dieta, de los alimentos que nos han dicho que son saludables…, de los restos de palomitas que quedan en el envase de cartón.

Muchos estudios clínicos sugieren que comer practicando el mindfulness, una forma de meditación en la que te concentras en las sensaciones producidas por la comida sin juzgarlas, es un método eficaz para advertir mejor las señales biológicas naturales de hambre y saciedad que te permiten reconectar con tu apetito y con las necesidades de tu cuerpo de ingerir distintas clases y cantidades de alimento.[12] Si estás acostumbrada a comer con el piloto automático puesto o a terminarte todo lo del plato o la porción de comida precocinada, aunque ya te sientas llena, meditar te ayudará a abandonar este hábito al notar con más claridad cuándo tienes hambre de verdad y comer solo cuando sea así.[13]

La meditación te permite gestionar tu nivel de energía

La meditación también te ayuda a reconocer tu nivel de energía, que constituye un fiel reflejo de si te estás alimentando bien. Ciertos alimentos hacen que nuestra energía suba de golpe y baje luego en picado. (En el capítulo seis trato con más detalle las distintas clases de alimentos.) Meditar a diario te permite ser consciente de tu cuerpo para que adviertas cómo te afectan ciertos alimentos tanto mien-

---

12. Carla K. Miller *et al.*, «Comparison of a Mindful Eating Intervention to a Diabetes Self-Management Intervention Among Adults with Type 2 Diabetes: A Randomized Controlled Trial», *Health Education and Behaviour*, 41, n.º 2, abril del 2014, págs. 145-154, doi:10.1177/1090198113493092.

13. Ibíd.

tras los estás tomando como al cabo de varias horas de haberlos consumido.

Después de llevar una temporada meditando, serás consciente de lo que comes. En lugar de preguntarte: *¿Qué me apetece hoy? ¿Qué estoy deseando comer?*, te preguntarás: *¿Qué puedo tomar para recuperarme? ¿Qué alimentos me llenarán de energía? ¿Qué le estoy dando a la máquina de mi cuerpo, a mi metabolismo, para que esté vital?*

Al ayudarte a captar las necesidades de tu cuerpo y de tu energía, la meditación te permite ajustar tu plan dietético para que te aporte una energía duradera a lo largo del día. Para algunas personas significa comer cada tres horas; para otras, cada cinco. Pero en cuanto tu capacidad de observación se haya afinado y captes mejor las señales de tu cuerpo, te resultará más fácil advertir tu nivel de energía.

La meditación te ayuda a captar mejor los diversos sabores

Otro beneficio importante de la meditación es que te permite captar los sabores, las texturas, los aromas y el delicioso aspecto de la comida. A veces los medios de comunicación representan a los obesos como esclavos de un apetito voraz. Sin embargo, por extraño que parezca, las papilas gustativas de las personas con sobrepeso suelen estar hipoactivas. Con frecuencia, los que más tentados están de comer demasiado o de ingerir alimentos poco nutritivos lo hacen en parte porque les cuesta encontrarle sabor a la comida y buscan unos sabores más intensos para satisfacer su apetito sensorial. Así, entran en una espiral negativa: comen demasiados alimentos procesados, y entonces sus papilas gustativas se acostumbran al intenso sabor de los aditivos artificiales hasta tal punto que no captan los sutiles sabores de las hortalizas frescas, la fruta, los frutos secos y otros tipos de comida saludable.

Por eso lo que más les cuesta a los que han estado abusando de alimentos sumamente procesados es acostumbrarse a los sabores más sutiles de una nueva dieta más nutritiva a base de productos integrales. Comparadas con la comida procesada, las verduras pueden parecer sosas y las personas que comen en exceso se quejan de que no disfrutan ingiriendo una comida tan «insulsa». Pero la meditación reeducará tu paladar para que perciba y aprecie las deliciosas sutilezas de todos los alimentos, aunque no sea más que ¡un cuenco de kale! En cuanto tu paladar se despierte, advertirás las hojas crujientes o rizadas de las distintas variedades de col, o cómo un tipo es más suave o amargo que otro. O quizá antes todas las manzanas te parecían insípidas, pero ahora al meditar empezarás a notar y apreciar que cada una de los cientos de variedades tiene su propio sabor y textura.

Muchos de mis pacientes me han dicho que la meditación ha sido lo que les ha ayudado por fin a entender la gran popularidad de los productos ecológicos frente a los productos procesados. Ahora notan la diferencia, saben que un tomate madurado al sol tiene un sabor muy distinto al de los tomates envasados y perfectamente rojos transportados en avión que no saben a nada y tienen una pulpa blanquecina. Cuando meditas captas cada vez más estos sutiles detalles, por lo que te resulta mucho más agradable (y por lo tanto, fácil) adoptar una dieta más saludable.

La meditación te ayuda a elegir la comida sana

Además de ayudarte a interiorizar estos placeres sensoriales, la meditación te permite estar «atenta» —en lugar de distraída— en la vida, para ser consciente de los efectos a largo plazo de la comida que te llevas a la boca. A veces cuando estamos en una fiesta o una celebración, rodeados de tentaciones, nos dejamos llevar por el momento. La meditación fortalece la función ejecutiva del cerebro, los procesos superiores de la toma de decisiones que nos permiten elegir motivados por nuestros objetivos y no por nuestros antojos. Este mayor control de la función ejecutiva que la meditación te da es un aspecto importante de tu capacidad para gestionar mejor lo que comes y la cantidad de comida que consumes.[14] Cuando prestas atención a la comida, te resulta mucho más fácil decantarte por los alimentos que te mantendrán sana en el futuro en lugar de ceder a antojos poco saludables.[15]

---

14. Ibíd.

15. Do-Hyung Kang *et al.*, «The Effect of Meditation on Brain Structure: Cortical Thickness Mapping and Diffusion Tensor Imaging», *Social Cognitive and Affective Neuroscience* 8, n.º 1, enero del 2013, págs. 27-33, doi:10.1093/scan/nsso56.

La meditación elimina el efecto yoyó de las dietas

Uno de los mayores obstáculos para mantener un peso saludable y estar sana son los frustrantes efectos yoyó de las dietas, sobre todo cuando tiendes más a engordar que a adelgazar. Tal vez te dejes seducir por una nueva tendencia e inviertas toda tu energía en seguir un programa de fitness más rápido o duro que está arrasando en el mercado. Pero aunque tenga elementos saludables, la constancia y la fiabilidad es lo que tu cuerpo y tu metabolismo más necesitan para recibir los nutrientes necesarios. Tu metabolismo depende de ellos y los espera con ansia. Los cambios de peso que experimentas al pasar de una dieta a otra hacen que a tu cuerpo le cueste mucho más mantener un peso más saludable.

Imagínate que estás en el trabajo y quieres terminar de una vez para irte a casa, pero tienes un jefe difícil. Nunca sabes qué te pedirá que hagas ni de qué humor estará. Un día puede gritarte, ridiculizarte e incluso despedirte, y otro ser de lo más dulce y dejarte por las nubes ante tus compañeros.

Esta volubilidad es muy estresante.

Es la misma volubilidad que tu metabolismo siente con las dietas yoyó. Al final tu cuerpo adopta el modo de supervivencia, preparándose para un nuevo ataque. Tu sistema nervioso en lugar de recuperarse y renovarse, de ocuparse de los órganos internos y de funcionar óptimamente, se mantiene en un constante estado de alerta, esperando que lo mates de hambre en cualquier momento.

La falta de regularidad tiene un profundo efecto en las glándulas suprarrenales, la tiroides y los niveles de hormonas reproductoras, probablemente los tres factores fisiológicos más importantes en los intentos de las mujeres de bajar de peso. (En los siguientes capítulos hablaré más de ello.)

Sé que es muy tentador intentar alcanzar resultados asombrosos que ocurran con gran rapidez. Pero al haber observado a mis pacientes durante largos periodos de tiempo, he descubierto que lo mejor es ir incorporando pequeños cambios en tu estilo de vida que sean para siempre, rutinas diarias para que tu cuerpo esté equilibrado y centrado.

Como meditar varios minutos al día.

La meditación te ayuda a advertir el efecto «¡oh, bueno!» y a tener más fuerza de voluntad

Meditar a diario te permite ser consciente de muchas clases de pensamientos distorsionados, como este: *¡Oh, bueno!, como ya me he comido una galleta saltándome la dieta por hoy, me terminaré la caja.* Si dejas que esta distorsión cognitiva —conocida también como el efecto de ruptura de la abstinencia— siga su curso sin advertirla, la reacción de «¡oh, bueno!» se convertirá en un acto reflejo que no podrás quitarte de encima. Este hábito, al volverse más fuerte, emigrará a otras áreas de tu vida, destruyendo tu disciplina y haciendo que te cueste una barbaridad alcanzar cualquier objetivo.

La meditación fortalece el músculo de tu fuerza de voluntad, te ayuda a romper este ciclo antes de que se ponga en marcha. Cuando empiezas a meditar, aprendes a reconocer esta clase de pensamientos gatillo (*Como ya me he comido una galleta*) y a tener el espacio mental para observar tu siguiente inclinación (*¿Es tan malo habérmela comido? Si me como el resto de la caja, ¿cómo me sentiré?*) antes de ceder a la tentación. Al final, a base de practicar el mindfulness, aprenderás a advertir esos «¡oh, bueno!» *antes* de dejarte llevar por pensamientos distorsionados y podrás romper la cadena reactiva.

LA MEDITACIÓN TE AYUDA A ROMPER EL CICLO DE TUS CENSURAS Y CRÍTICAS

A medida que la meditación te ayuda a percatarte de los comentarios que desfilan por tu mente a todas horas, empezarás a ver cuándo te censuras con observaciones como:

Me muero por comer azúcar.
No tengo remedio.
Estoy gorda.
He fracasado.

En cuanto eres consciente de esos pensamientos negativos, puedes desconectar de las emociones que acarrean, dejar de juzgarte y observar simplemente la información que te transmiten. Extrae sus mensajes ocultos: *¡Oh!, me muero por comer azúcar. ¿Por qué será? ¿He comido? Sí, he almorzado. Últimamente estoy tomando comidas equilibradas.*

¿Por qué entonces tengo tantas ganas de comer algo dulce? A lo mejor es porque estoy teniendo problemas con mi pareja y busco consuelo emocional. O quizá estoy estresada por el comportamiento de mis hijos. ¿O será tal vez por el trabajo?

Tu deseo de comer algo dulce puede venir por cualquier razón, pero lo más importante es advertirlo simplemente. La segunda fase es preguntarte por qué.

Al final tal vez decidas ceder a la tentación y comerte la chocolatina. (Y no pasa nada, tu práctica de meditación te ayudará a disfrutar más si cabe de ella y hará que este capricho no acabe convirtiéndose en un deseo compulsivo.) Pero el proceso se habrá puesto en marcha, *porque* has sido consciente del antojo. El mindfulness te da el espacio mental vacío de juicios para preguntarte: *¿Comerme la chocolatina es lo mejor para mí?*

Si no examinas tus hábitos puedes acabar entrando en una rutina que en nada te beneficie. El mindfulness te permite ver los patrones que sabotean tus hábitos saludables, como el de empezar el día con un *smoothie,* comer con regularidad o seguir tu programa de ejercicio. Descubrirás que esta clase de pensamientos negativos son el peor hábito de todos, el que fomenta el resto de los malos hábitos, y que para dejarlo tienes que prestar una atención plena y esforzarte mucho constantemente.

La meditación te ayuda a dejar de buscar consuelo en la comida

La comida nos hace sentir mejor emocionalmente a todos, pero a unos más que a otros. Un 30 por ciento de las personas que siguen un programa para bajar de peso han estado enganchadas a la comida en busca de consuelo. El mindfulness te ayuda a contrarrestar el hambre emocional de distintas formas. Al igual que ocurre con la distorsión cognitiva de «¡oh, bueno!» que he citado antes, la meditación también te permite advertir tus reacciones emocionales y cómo se relacionan con tu forma de comer para que rompas esta cadena de buscar consuelo en la comida.

Si has tenido problemas con el hambre emocional, seguramente has caído en este círculo: de pronto te entra un hambre irracional por alguna razón, tal vez después de hojear una revista de moda, de un desagradable encontronazo en el trabajo, una disputa con tu pareja o cualquier otra situación estresante. En cuanto se activa la emoción negativa, te sientes incapaz de controlarla e incluso crees que seguirá aumentando hasta que hagas algo para apaciguarla o resolverla. *Este* es el momento en que el comedor emocional recurre a las patatas fritas o las galletas para calmarse. El hambre emocional es tan insidiosa por su eficacia, porque *parece* resolverte el problema por un tiempo evadiéndote de las emociones negativas y haciéndote sentir mejor en el acto. El alivio que sientes (además del efecto neuroquímico que buscas en la comida en los momentos estresantes: productos repletos de azúcar, grasas e hidratos de carbono) solo refuerza este ciclo en tu cerebro, por lo que la próxima vez te costará aún más resistirte a un antojo.

Si repites este ciclo lo bastante, lo que antes era una estrategia poco recomendable para sentirte mejor emocionalmente se convierte al cabo de poco en un hábito arraigado que te parece imposible de dejar. Sin embargo, meditar a diario te ayudará a ralentizar estas complejas respuestas emocionales tan «condicionadas», creando un par de puntos en la cadena de reactividad de la toma de decisiones por donde podrás romperla, incluso en el momento que alargas la mano para llevarte el siguiente bocado a la boca.[16] El mindfulness es uno de los mejores antídotos para el hambre emocional, te permite captar estas emociones cuando surgen para que observes el proceso y crees el espacio mental necesario para unas estrategias más saludables.

El mindfulness te ayuda a dejar de comer compulsivamente

La conciencia plena que adquieres al meditar te sirve como faro en tu motivación para comer. Empiezas a notar que te entra el irreprimible deseo de comer algo dulce porque a tu vida le falta dulzura. O porque tu familia no te presta la suficiente atención, o por haberte pasado todo el día sin comer. Advertir estas reacciones emocionales te ayuda a pararte a pensar de dónde te viene este acuciante deseo. En lugar de coger la chocolatina o las galletas saladas, esta práctica te enseña a interrumpir ese ciclo reactivo.

Pero en ocasiones el hambre emocional puede convertirse en un hábito arraigado y transformarse en una com-

---

16. Jean L. Kristeller y Ruth Q. Wolever, «Mindfulness-Based Eating Awareness Training for Treating Binge Eating Disorder: The Conceptual Foundation», *Eating Disorders* 19, n.º 1, enero del 2011, pags. 49-61.

pulsión alimentaria, un trastorno más serio que la meditación también ayuda a reducir. Un estudio piloto realizado en la Universidad del Estado de Indiana reveló que siete sesiones de meditación en grupo ayudaron a eliminar los episodios de compulsión alimentaria en casi dos terceras partes de los participantes y redujeron además notablemente su depresión y ansiedad.[17] En otro estudio llevado a cabo con el mismo grupo se descubrió que la meditación ayudaba a los obesos que comían compulsivamente a tener más autocontrol y a ser más equilibrados con la comida, e incluso los participantes siguieron progresando a los cuatro meses siguientes del tratamiento. Los investigadores descubrieron que cuanto más meditaban los participantes, mejor les iba la recuperación.[18]

Las personas que padecen el trastorno de compulsión alimentaria reaccionan con fuerza a los estímulos sociales y emocionales y el hábito de sobrepasarse en la comida suele venirles de mucho tiempo atrás. Al mismo tiempo, tienden a desconectar de sus señales internas, sobre todo de la sensación de saciedad después de comer. Aunque en parte pueda atribuirse a diferencias genéticas, los investigadores creen que lo más probable es que la desconexión de su experiencia interior sea la que cree estos patrones de comer irreflexivamente.

---

17. Jean L. Kristeller y C. B. Hallett, «An Exploratory Study of a Meditation-Based Intervention for Binge Eating Disorder», *Journal of Health Psychology* 4, n.º 3, mayo de 1999, págs. 357-363.

18. Kristeller y Wolever, «Mindfulness-Based Eating Awareness».

Los planes nutricionales tradicionales nos ayudan a perder dos o cuatro kilos en un visto y no visto, pero al hacer hincapié en una dieta hipocalórica o en «engañar» al cuerpo ingiriendo menos calorías de las necesarias, todavía nos desconecta más de las señales internas. Estas estructuras externas no nos ofrecen la flexibilidad personal o la oportunidad para volver a adquirir hábitos saludables e ignoran totalmente la intensidad de la voracidad de los comedores compulsivos.[19] Sin embargo, la meditación, al ayudarnos a reconectar con las señales de hambre y satisfacción, nos permite regular los hábitos alimentarios y reducir la depresión y la ansiedad, facilitando una saludable pérdida de peso.[20]

La meditación te ayuda a cambiar tus viejas suposiciones e ideas

Por más que queramos cambiar, una de las cosas más difíciles de modificar es la idea que tenemos de nosotros mismos. La imagen que nos hemos hecho es asombrosamente estable. Este «conservacionismo cognitivo» significa que nos comportamos de una forma que apoya y fomenta una determinada imagen, al margen de si es buena o mala, o de si lo hacemos adrede. Si llevas un tiempo aferrándote a una mala idea sobre ti, te sentirás frustrada al no poder librarte

---

19. Ibíd.

20. Miller *et al.*, «Mindful Eating Intervention».

de este hábito negativo, pero lo que en realidad te impide cambiar es tu amarga determinación de no abandonarla.

Los humanos somos unos seres muy curiosos, nos aferramos a la imagen que nos hemos hecho de nosotros mismos, nos haga daño o no, sea cual sea la clase de autosabotaje que nos exija mantenerla. El secreto está en hacer que este impulso natural hacia una profecía que acarrea su propio cumplimiento funcione a tu *favor* y no en tu contra.

La meditación te permite analizar las viejas ideas que cobijas sobre ti y cuestionártelas: *¿Es esto verdad? ¿Soy realmente X o no es más que mi percepción de lo que la gente pensaba de mí cuando yo era pequeño? Y lo más importante, ¿quiero seguir viéndome así?* Si empiezas a desprenderte de tu mala imagen y te abres a la idea de ser alguien valioso que se merece gozar de una salud y felicidad fabulosas, dejarás que las profecías mágicas que acarrean su propio cumplimiento guíen tu conducta para tomar unas decisiones que fomenten esta imagen más sana que ahora tienes de ti. (Gran parte de las meditaciones, los ejercicios del diario y las intenciones diarias del plan «Medita tu peso» están pensadas para aprovechar este impulso natural.)

La meditación te ayuda a dejar de torturarte para nutrirte a fondo

Nuestra forma de ver las dietas siempre ha sido «adelgazar = tortura». En cierto modo creemos que perder peso es algo que no tenemos más remedio que «aguantar», y que las dietas tienen que ser dolorosas y desagradables para que funcionen. Los investigadores creen que esta tendencia a torturarnos está vinculada al estigma del sobrepeso. En nuestra cultura las personas obesas se ven «horribles» y por eso se imponen su propia penitencia.

Sin embargo, investigaciones relacionadas con la salud pública apuntan que hacer que alguien se avergüence de su aspecto para que baje de peso nunca funciona. El estigma es desmotivador y en realidad lleva a unos mayores índices de recaídas, depresión y mala salud. Y no es fruto de tu imaginación, pues el estigma ha aumentado considerablemente últimamente. Según un estudio realizado en la Universidad de Yale, el estigma en contra de las personas con sobrepeso ha aumentado un 66 por ciento entre el año 1996 y el 2006. Las investigaciones también han documentado los estereotipos que conlleva, como el de algunas palabras duras (*vaga, debilucha, perdedora, cateta, dejada,* etcétera).

Estas palabras hieren y suelen ser falsas. Aunque esto no impide que las personas con unos kilos de más se identifiquen con estas etiquetas y las interioricen. Y si no eres consciente de ello, estos juicios de valor serán la música de fondo que oirás en tu cabeza a diario a todas horas.

La meditación es el antídoto perfecto. Cuanto más adviertas lo que ocurre en tu cabeza, sin juzgarte, más percibirás esos pensamientos automáticos y esas reacciones emocionales que no te hacen ningún bien, y con más rapidez detendrás el ciclo antes de que empiece.

Aunque parezca mentira, puedes llegar a maltratarte con tal de perder peso.[21] En *Medita tu peso* aprendes a aceptarte y a quererte sin añadir las capas de juicios, ira y baja autoestima con la que la sociedad nos quiere cubrir. Eres compasiva y tolerante contigo misma. Esta compasión por ti misma es la piedra angular del libro. Para que te veas, aceptes y quieras tal como eres. Sin esta piedra angular, por más que intentes estar más saludable, no tendrás una buena base con la que progresar.

Repite: *Soy una persona maravillosa, encantadora y sorprendente tal como soy ahora, sea cual sea mi peso. Soy hermosa por dentro y por fuera, y me merezco gozar de respeto, amor y una salud envidiable, sea cual sea mi situación.*

Veamos ahora cómo el milagro de la meditación también cambia la estructura física y el funcionamiento de tu cuerpo y tu cerebro mientras se dedica a cambiar los mensajes de tu mente.

---

21. Kistreller y Wolever, «Mindfulness-Based Eating Awareness».

3

Tu mente es más poderosa que tu metabolismo

Ahora que ya sabes cómo la meditación, el hábito más saludable de todos, te ayuda a vencer tus bloqueos psicológicos, me gustaría hablar de algo que aún me sigue maravillando a pesar de los años que llevo en este ámbito: cómo la meditación nos cambia *físicamente*.

En las últimas décadas docenas de centros de investigación de todo el mundo han estado estudiando los efectos biológicos de la meditación, analizando cómo cambia nuestra fisiología a nivel sistémico, celular e incluso genético. Estos cambios tienen unos efectos beneficiosos en muchos aspectos de la salud, como el funcionamiento óptimo del metabolismo y la regulación del peso corporal. En este capítulo hablaré de cómo la meditación cambia físicamente la estructura, el tamaño y el funcionamiento del cerebro, corrigiendo los patrones neurales negativos de los que he hablado en el capítulo dos. (No te saltes esta parte de la ciencia de la meditación, porque vale la pena.) También hablaré de cómo se ha demostrado que la meditación cambia la respuesta del cuerpo al estrés, tonifica y calma el sistema nervioso autónomo, corrige los desequilibrios del sistema endocrino, reduce la inflamación sistémica y produce muchos más efectos positivos. Todos estos cambios fisiológicos te ayudan a resetear el mecanismo natural quemagrasas del cuerpo, a estabilizar tu metabolismo y a alcanzar y mantener un peso saludable.

Y para conseguir todo esto basta con meditar en quietud de cinco a diez minutos al día a partir de hoy, sin necesidad de comprar ningún equipo que te cueste un dineral. Es un método de lo más milagroso. Veamos algunos de los numerosos cambios que la meditación genera en el cuerpo y cómo logran que tu metabolismo se desprenda de los kilos de más.

La meditación cambia la reacción de tu cerebro al estrés

La mayoría de la gente ve el estrés como algo negativo. En una conversación normal «Estoy estresado» equivale a «Me siento fatal». Pero básicamente la experiencia del estrés no es buena ni mala, la palabra *estrés* simplemente se refiere al estado físico y mental experimentado cuando nos enfrentamos a un reto que nos sobrepasa. Nuestra *reacción* a este reto es lo que determina si viviremos este estrés como una experiencia positiva o negativa.

Un cierto grado de retos (o de estrés) es muy estimulante en la vida: como esperar con ilusión el nacimiento de tu primer hijo, la excitación de dar una presentación preparada a fondo o las mariposas que sientes en el estómago antes de tener una cita con alguien que te encanta. Cada situación requiere que demos lo mejor de nosotros y enfrentarnos a esos retos con un espíritu positivo nos permite sacar todos nuestros recursos físicos y mentales —la mayor energía, concentración y fuerza física que surgen con la respuesta de lucha o huida— para triunfar. Tal vez el mayor beneficio de la meditación sea que nos protege de los efectos nocivos que el estrés negativo produce en el cuerpo y la mente. Al contrario del estimulante «estrés» de la excitación y la anticipación, el estrés crónico negativo —preocuparnos y angustiarnos por una situación que no creemos poder controlar—, aumenta la tensión muscular, la irritabilidad, el dolor de cabeza, el insomnio, la hipertensión, la ansiedad, la depresión, la adicción a las drogas y al alcohol, comer en exceso (o demasiado poco), y muchos otros efectos secundarios desagradables. Si no lo controlamos, el estrés negativo prolongado aumenta el riesgo de sufrir trastornos inflamatorios crónicos de toda índole, como las enfermedades cardíacas, la obesidad, el infarto cerebral, la diabetes, el alzheimer, los trastornos autoinmunes y más afecciones.

El hambre voraz que nos mueve a comer en exceso por el estrés no es más que una de las causas del aumento de peso. El estrés negativo también eleva el azúcar en la sangre y hace que nos volvamos insulinorresistentes o prediabéticos. Nuestro cerebro interpreta el estrés como si el cuerpo estuviera pasando hambre y nos empuja a reemplazar esta pérdida de calorías lo antes posible. Por eso cuando estamos estresados ansiamos comer alimentos muy ricos en calorías, grasas, azúcar o sal, ya que nuestra bioquímica está condicionada por las fluctuaciones de las hormonas del estrés y nos pide a gritos disponer de más energía.

Al mismo tiempo, el estrés silencia el sistema de recompensa del cerebro, haciéndonos ingerir unas raciones cada vez más abundantes de alimentos repletos de nutrientes para aplacar los antojos causados por el estrés con la respuesta de la dopamina. Cada vez que sucumbimos al ciclo del hambre emocional (en el capítulo dos he hablado de él), el equilibrio neuroquímico y las redes neurales del cerebro se reajustan, haciéndonos ingerir unas cantidades mayores si cabe de comida para sentir el mismo alivio, el mismo patrón de una tolerancia cada vez mayor que se da en la drogadicción.

Por suerte, la meditación nos protege de algunos peligros del estrés negativo. Un estudio realizado por científicos de la Universidad de California en San Francisco reveló que cuanto más meditaba un grupo de mujeres estresadas con sobrepeso, más bajaba su grado de ansiedad, de estrés crónico y de grasa abdominal, sin hacer ningún cambio en su dieta.[22] En otro estudio publicado en la revista *Appetite*,

22. Jennifer Daubenmier *et al.*, «Mindfulness Intervention for Stress Eating to Reduce Cortisol and Abdominal Fat Among Overweight and Obese Women: An Exploratory Randomized Controlled Study», *Journal of Obesity* 2011, 2011, 651936, doi:10.1155/2011/651936.

los investigadores descubrieron que incluso entre las mujeres que manifestaban la mayor respuesta del cortisol al estrés, las que asistieron a un breve curso de meditación afirmaron sentir un menor deseo de comer como consuelo y de manera compulsiva a causa del estrés, y además perdieron más peso que las que no asistieron a las clases.[23]

Impresionante, ¿verdad? Pero el poder protector de la meditación no se limita solo a relajarnos o a reducir el estrés, y por más que meditemos los retos de la vida cotidiana no van a desaparecer. Sin embargo, la meditación cambia nuestras *reacciones* mentales, emocionales y fisiológicas a estas situaciones estresantes. Las investigaciones demuestran que cambiar simplemente nuestra forma de *ver* el estrés ya basta para protegernos de sus dañinos efectos.

Al enfrentarse al estrés, sea positivo o negativo, tu cuerpo libera adrenalina y norepinefrina para que dispongas de energía y centres tu atención. La sangre abandona de golpe el estómago y se precipita al cerebro y las extremidades, preparándote para la lucha inminente, y entonces liberas más ácidos grasos libres en la sangre, dándote la energía necesaria para tus esfuerzos. Si superas el reto, sientes un gran alivio y una sensación de triunfo en parte por el efecto de las agradables sustancias neuroquímicas liberadas, como la dopamina, tu recompensa por un trabajo bien hecho. Las

23. Ashley E. Mason *et al.*, «Acute Responses to Opioidergic Blockade as a Biomarker of Hedonic Eating Among Obese Women Enrolled in a Mindfulness-Based Weight Loss Intervention Trial», *Appetite* 91, agosto del 2015, págs. 311-320.

glándulas suprarrenales secretan a continuación cortisol, una hormona cuya función principal es hacer que tu cuerpo recupere la homeostasis extrayendo sangre y nutrientes del cerebro y las extremidades para llevarlos de vuelta al estómago con el fin de que puedas «descansar y digerir».

Cuando observas un reto y piensas: *¡Sé que puedo hacerlo!*, esta reacción positiva al estrés es adaptativa y genera resiliencia y confianza. Después de celebrar tu triunfo y de disfrutar de él, el cerebro se equipa con este recuerdo positivo, condicionando la próxima vez tu actitud ante el estrés (y, por lo tanto, tu conducta). Al igual que tus músculos se desarrollan cuando los ejercitas en el gimnasio, tu capacidad de enfrentarte y superar retos —tu resiliencia— aumenta con cada triunfo. Y esto no solo es evidente, sino que además la ciencia lo ha confirmado. Los investigadores han descubierto que los sujetos que viven una serie moderada de adversidades manejan los nuevos retos que les plantea la vida con más resiliencia y habilidad.[24]

Pero ¿qué ocurre cuando ves el estrés como algo negativo? En esta situación la cascada hormonal de la respuesta de lucha o huida empieza del mismo modo, pero hay un momento muy decisivo en el que nuestra actitud determina si el estrés fortalecerá y aumentará nuestra capacidad de resiliencia o la debilitará y destruirá.

Cuando ves el estrés como algo positivo y aceptas y superas el reto, el momentáneo torrente de cortisol liberado le

---

24. Dante Cicchetti, «Resilience Under Conditions of Extreme Stress: A Multilevel Perspective», *World Psychiatry* 9, n.º 3, 2010, págs. 145-154.

ayuda a tu sistema a recuperarse y luego baja —ya ha hecho su trabajo—. Pero si te enfrentas al mismo reto diciéndote: *Nunca voy a lograrlo,* tus glándulas suprarrenales seguirán liberando cortisol mientras tengas ese miedo. Creerán que aún no has superado el reto y seguirán secretando cortisol, intentando hacer que recuperes la homeostasis.

Por eso el cortisol también se conoce como la «hormona del fracaso».[25] Ante los continuos mensajes de *No puedo hacerlo* y *Me asusta lo que me espera,* tu cuerpo libera una constante dosis de cortisol que aumentará la formación de células adiposas —produciendo la grasa abdominal tóxica— y causando además una tremenda inflamación en el cuerpo y un aumento del azúcar en la sangre (y el riesgo a desarrollar diabetes), consumiendo el tejido cerebral y muscular, inhibiendo la función del sistema inmunológico y provocando muchos otros efectos negativos.

Es horrible, ¿no?

Pero en realidad, y esta es la parte que más me asombra, para evitar esta peligrosa cascada basta con aprender a detenerte en cuanto surjan las dudas y el miedo. En lugar de sucumbir a tu miedo sin cuestionártelo *(¡El estrés es horrible y no puedo aguantarlo!),* lo observas sin más *(Me siento estresada, ¡vaya, qué interesante!).* Si aprendes a detenerte y a observar tus pensamientos antes de dejarte llevar por ellos,

---

25. Christine A. Maglione-Garves, Len Kravitz y Suzanne Schneider, «Cortisol Connection: Tips on Managing Stress and Weight», Len Kravitz, Exercise Science at University of New Mexico, Universidad de Nuevo México, http://www.unm.edu/~lkravitz/Article%20folder/stresscortisol.html.

evitarás que se dé la cadena bioquímica negativa de aconte-cimientos y empezarás a cambiar la red neuronal de tu sistema nervioso.

Una tercera parte de los adultos estadounidenses cree que el estrés es malo para la salud, pero los investigadores están empezando a ver que es esta *creencia* la que causa los problemas de estrés y no el estrés en sí. En un estudio que marcó un hito, investigadores de la Universidad de Wisconsin analizaron la información sobre las experiencias y los resultados relacionados con la salud de más de veintiocho mil sujetos. Después de tener en cuenta numerosos factores, descubrieron que los sujetos que habían afirmado tener altos niveles de estrés creyendo que era malísimo para la salud, tenían un 43 por ciento más de riesgo de morir prematuramente.[26] Comparados con los que no creían que el estrés fuera perjudicial para la salud, los que afirmaron que era «malísimo» para la salud tendían cuatro veces más a tener problemas de salud.

En cambio, los que afirmaban haber probado métodos para relajarse en los doce meses anteriores, tendieron menos a afirmar que su salud dejaba mucho que desear. El acto de intentar relajarse indicaba que creían poder controlar su grado de estrés y la sensación de dominar la situación les ayudó más de lo que se imaginaban.

Es evidente que los pensamientos que albergamos influyen en nuestra vida. Si crees que el estrés es malo para ti,

---

26. Abiola Keller *et al*, «Does the Perception That Stress Affects Health Matter? The Association with Health and Mortality», *Health Psychology* 31, n.º 5, setiembre del 2012, págs. 677-684.

así será; y si crees que es positivo, servirá de catalizador para darte energía y empujarte a actuar. Si lo afrontas con una actitud positiva esos ciclos reactivos fortalecerán tu resiliencia, optimismo y autoconfianza, pero si lo ves con una actitud negativa, el ciclo socavará tu autoconfianza, concentración, memoria, sistema inmunológico, equilibrio emocional, relaciones, carrera laboral y cualquier otro aspecto de tu vida; el estrés negativo lo empeora todo. Cada vez que reaccionas al estrés con entusiasmo o con miedo, estás activando unas reacciones biológicas positivas o negativas y primando[27] a los sistemas de tu cuerpo para que vuelvan a activarlas la próxima vez.

Por suerte, puedes hacer que estos mecanismos reactivos innatos actúen a tu favor. Puedes aprender a no responder negativamente al estrés y cambiar las redes neurales de tu cerebro aprendiendo, al meditar a diario, a reaccionar al estrés de manera positiva. Este plan de tres semanas es una forma suave y fácil de empezar que te abrirá un mundo lleno de beneficios para tu cuerpo-mente. Y además las investigaciones lo demuestran: basta con meditar varios minutos al día para cambiar el cerebro.

Un estudio sobre escanografías cerebrales en el que participaron meditadores noveles, llevado a cabo en el Hospital General de Massachusetts, el centro docente más importante de la Facultad de Medicina de Harvard, reveló

---

27. El primado es un efecto relacionado con la memoria implícita por el cual la exposición a determinados estímulos influye en cómo reaccionarás ante otros nuevos estímulos. *(N. de la T.)*

que al meditar menos de media hora al día durante ocho semanas se reducía la densidad de la materia gris en la amígdala, un área del cerebro conocida por jugar un papel en el miedo, la ansiedad y el estrés.[28] Unos estudios anteriores descubrieron que lo contrario también era cierto: el trauma y el estrés crónico densificaban la materia gris de la amígdala, aumentando la sensibilidad y la reactividad a los estímulos negativos.

El grado de estos cambios estaba directamente relacionado con la reducción del estrés percibido por los participantes: cuanto menos estrés afirmaban sentir, más disminuía la densidad de su amígdala. Estas escanografías cerebrales también revelaron un aumento de la densidad de la materia gris en el hipocampo, el área del aprendizaje y la memoria que suele ser más pequeña en sujetos con un estrés negativo crónico, así como un aumento en el tamaño del cerebelo, un área del cerebro que ayuda a mantener las emociones equilibradas. Este estudio deja claro que meditar a diario no solo reduce nuestra experiencia personal del estrés, sino que además puede *cambiarnos* directamente el cerebro.

En cuanto empiezas a meditar, abordas las posibles situaciones estresantes de la vida con más calma y menos conflictos interiores, por lo que tu cuerpo se desgasta menos. Las investigaciones sugieren que al seguir el plan de

---

28. Britta K. Hölzel *et al.*, «Stress Reduction Correlates with Structural Changes in the Amygdala», *Social Cognitive and Affective Neuroscience* 5, n.º 1, 2010, págs. 11-17, doi:10.1093/scan/nspo34.

tres semanas cambiarás las redes neurales de tu sistema nervioso, enfrentándote a los cambios con entusiasmo, confianza y resiliencia, y despejando el camino para llevar una vida más feliz, serena y gratificante.

La meditación cambia la respuesta del sistema nervioso

Si todavía no eres consciente de tus diálogos internos, no sabrás por qué te sientes estresada a todas horas. Y encima, en cuanto sales de casa, *¡zas!*, la cultura moderna te bombardea con mil y un mensajes, activando en ti la respuesta de lucha o huida a la primera de cambio.

La televisión, internet, los teléfonos inteligentes, los e-mails recibidos a todas horas, los mensajes de texto, las redes sociales..., todos estos mensajes compiten para captar tu atención, intentando meterse en tu psique. La forma más eficaz para todos los medios de comunicación de atraer tu atención es agitar una bandera roja delante de tu reactiva amígdala e intentar secuestrar a tu sistema nervioso. Considera la meditación como una forma de rodearte el cerebro con un campo energético protector de Superheroína: ves los estímulos y los oyes, pero no afectan a tu cerebro ni a tu sistema nervioso a no ser que *tú* lo permitas.

El sistema nervioso autónomo del cuerpo se compone de dos partes: el sistema simpático y el sistema parasimpático. El sistema nervioso simpático es el acelerador, la parte enérgica, calibradora y resolutiva que nos incita a actuar en la respuesta de lucha o huida. Como ya he mencionado antes, no estamos hechos para mantenernos en modo de lucha o huida más de varios minutos cada vez, solo el tiempo suficiente para burlar (o dejar atrás) el peligro inmediato.

Nuestro cuerpo está hecho para pasar más tiempo en modo de descansa y digiere, regido por el sistema nervioso parasimpático. Este sistema, el freno para el acelerador del sistema nervioso simpático, reduce el ritmo cardíaco y acompasa la respiración, permitiendo que la sangre vuelva a circular por todas partes, calmando la amígdala y animando al cuerpo y al cerebro a reanudar las acciones que no tienen que ver con una situación de vida o muerte, como digerir la comida, reparar las células, hacer planes a largo plazo, crear arte o enamorarse.

Imagínate a nuestros antepasados prehistóricos (o a los animales en estado salvaje). En aquellos tiempos apenas se daban situaciones estresantes. Se levantaban al alba y dormían al raso bajo la luz de la luna. La mayor parte del día se movían con calma, yendo a por agua y buscando plantas y frutos secos con los que alimentarse, una actividad tranquila y productiva con unos esporádicos episodios de recompensa (un racimo de frambuesas supermaduras). No vivían en el modo de cazar o de ser cazados a todas horas. Este estado de descansa y digiere les permitía nutrir sus cuerpos, sanar sus órganos y recuperar la energía para el siguiente reto. Como es natural, cuando se enfrentaban a una emergencia, se activaba el sistema simpático para que los músculos recibieran un aporte extra de sangre y pudieran escapar del peligro. Pero la mayor parte del tiempo se dedicaban a caminar por el bosque, contemplar las nubes y estar en compañía de los seres queridos, es decir, vivían en el modo parasimpático.

Volviendo al siglo XXI, si no somos conscientes de la vida que llevamos, predominarán en nuestra realidad diaria las actividades del sistema simpático. Lo ilustraré con un ejemplo: conducir. Conduces sobrepasando ligeramente el límite de velocidad permitido porque de lo contrario tu hijo llegará tarde a la guardería. Te andas con cien ojos por si acaso divisas un coche patrulla de tráfico, ¡no quieres que te pongan otra multa! Un vehículo te corta el paso, sientes un subidón de adrenalina y estallas (*¡Será %&^# el tío!*) De pronto, ves por el retrovisor a tu hijo en el asiento trasero y te sientes culpable por la palabrota que has soltado (*¿Soy una mala madre?*) Te dices que sí, porque estás llevando a tu hijo a la guardería, algo que a tu suegra le parece una barbaridad. Tomas otro sorbo de tu vaso grande de café extrafuerte, porque si no fuera por él no te habrías podido levantar de la cama…

Apretando constantemente el acelerador del sistema nervioso simpático sin darle tregua alguna, vamos pasando los días, aguantando este ritmo de vida tan frenético hasta que llega el fin de semana o las vacaciones, pensando que este breve respiro compensará todas esas horas, días (¡y años!) que hemos estado viviendo a marchas forzadas inundadas de adrenalina. Pero al activarse tantas veces el sistema simpático llega un punto en el que siempre está en marcha, por lo que el sistema parasimpático acaba debilitándose y atrofiándose. Cuando llegamos a este extremo, por más que intentemos mantenernos sanas comiendo saludablemente y haciendo ejercicio, si el modo de nuestro sistema parasimpático no funciona de forma adecuada, seguiremos teniendo un nivel elevado de cortisol y nuestro cuerpo acumulará más grasa. Tenemos que fortalecer la respuesta parasimpática para aprender a desestresarnos relajando el cuerpo lo mejor posible. Es decir, tenemos que desarrollar nuestros músculos de la relajación. Por suerte, la meditación es uno de los mejores métodos conocidos para ello.

Puedes ir desarrollando tus músculos de la relajación a cada instante. Basta con exhalar con lentitud una sola vez para activar el sistema parasimpático y reducir el ritmo cardíaco. Si vas aumentando esta clase de momentos a lo largo del día, un momento consciente tras otro, disminuirás tu grado de reactividad con mucha rapidez. Se ha demostrado que la meditación incrementa las ondas alfa del cerebro (vinculadas a la concentración y la focalización en una sola tarea) y reduce el ritmo cardíaco, el ritmo respiratorio, la presión arterial, la tensión muscular y la actividad en la amígdala.[29] Las prácticas de meditación reducen la actividad del eje hipotalámico-hipofisario-adrenal (HPA), por lo que baja el nivel de cortisol y de otras hormonas del estrés, reseteando continuamente el metabolismo según los distintos niveles de estrés. La meditación también aumenta las hormonas beneficiosas, como la DHEA y la

29. Jerath Navinder, Vernon A. Barnes y Molly W. Crawford, «Mind-Body Response and Neurophysiological Changes During Stress and Meditation: Central Role of Homeostasis», *Journal of Biological Regulators and Homeostatic Agents* 28, n.º 4, octubre del 2014, págs. 545-554.

hormona del crecimiento —que produce una masa corporal magra—, y la hormona que estimula la tiroides y la prolactina, que fortalece el metabolismo.[30] Todos estos cambios se refuerzan unos a otros continuamente y el plan de «Medita tu peso» está pensado en especial para producir este efecto combinado.

Al crear un marco que estimula estos cambios fisiológicos, el programa acompaña a tu cuerpo al modo de descansa y digiere, en el que puede empezar a perder el exceso de peso. Al cuerpo le resulta más fácil y agradable seguir este método tan natural y relajante para estar sano que tomar pastillas poco recomendables, sobrepasarse en la actividad física, reducir radicalmente la ingesta de calorías o cualquier otra medida extrema que estemos tentados a probar.

En lugar de maltratar a nuestro cuerpo con estos métodos extremos, lo que debemos hacer es darle un respiro.

La meditación tonifica el nervio vago

Pasar más tiempo en modo parasimpático siendo conscientes de ello fortalece el tono del nervio vago, que transmite los mensajes entre muchos sistemas vitales del cuerpo. Cuando oyes a alguien decir que ha tenido una «reacción visceral», se está refiriendo en parte a las acciones de este décimo nervio craneal, que se extiende desde el bulbo ra-

---

30. Ravindra Nagendra, Nirmala Maruthai y Bindu Kutty, «Meditation and Its Regulatory Role on Sleep», *Frontiers in Neurology* 3, abril del 2012, pág. 54.

quídeo al abdomen a través de numerosos órganos, como el corazón, el esófago y los pulmones. El nervio vago, un componente esencial del sistema parasimpático, se activa en tiempos de estrés para ayudar a equilibrar la fuerte reacción del sistema nervioso simpático. Los médicos reconocen la función vagal en el aumento sutil del ritmo cardíaco al inspirar (función simpática) y en la reducción sutil al espirar (función parasimpática). La diferencia entre estos dos ritmos crea una proporción conocida como variabilidad de la frecuencia cardíaca, un indicador importante de salud cardíaca.[31]

Un buen tono vagal sugiere unas respuestas emocionales flexibles a cualquier estímulo fuerte, y por lo visto es uno de los predictores más fiables de salud cardíaca, resiliencia emocional y de buena salud física en general. En cambio, un tono vagal bajo se ha vinculado a un estado elevado de inflamación, un mayor riesgo de ataques cardíacos y una menor posibilidad de sobrevivir después de sufrir un fallo cardíaco. En la infancia es cuanto más alto es el tono vagal, lo heredamos de nuestros padres y lo conservamos al gozar del afecto de nuestros principales cuidadores. Si no hacemos mucho ejercicio de cardio, el tono vagal suele bajar a medida que envejecemos y también disminuye notablemente con el desarrollo de enfermedades cardíacas o diabetes. Los que hacen ejercicio de resistencia —los co-

---

31. «Think Yourself Well», *Economist*, 8 de diciembre, 2012, www.economist. com/news/science-and-techonology/21567876-you-can-it-helps-think-well-yourself-first-place-think-yourself.

rredores de larga distancia, los nadadores o los ciclistas—
suelen tener el mejor tono vagal al envejecer, pero ¿sabes
cómo puedes fortalecer también el nervio vagal? ¡Lo has
adivinado!: meditando.

En un estudio realizado en la Universidad de Carolina del Norte, los investigadores les hicieron un seguimiento a un grupo de sesenta y cinco sujetos durante dos
meses. Después del experimento descubrieron que el tono
vagal de los que asistieron al curso de meditación sobre la
bondad amorosa había aumentado notablemente. Esta
clase de meditación anima a sentir compasión por uno
mismo, por los seres queridos, por la comunidad e incluso
por las personas con las que no nos avenimos. Los investigadores creen que esta meditación ayudó a los participantes a recordar emociones y experiencias positivas, y
esos recuerdos placenteros actuaron casi como «nutrientes para el cuerpo humano», fortaleciendo las relaciones
de los participantes y reforzando su tono vagal y su salud
parasimpática. Cuanto más tiempo meditaban, más agradables se volvían sus interacciones con los demás, reforzando todos los efectos beneficiosos en lo que los investigadores llamaron «una espiral autosuficiente y ascendente
de progreso».[32]

32. Bethany Kok *et al*. «How Positive Emotions Build Physical Health:
Perceived Positive Social Connections Account for the Upward Spiral
Between Positive Emotions and Vagal Tone», *Psychological Science* 24, n.º 7, 1
de julio del 2013, págs. 1123-1132.

La meditación mejora el sueño, protegiendo tu metabolismo

Otra víctima de la cultura de venga-venga-venga es el sueño reparador, nuestro manantial nocturno gratuito de juventud. Probablemente tu médico, tu madre y cualquier publicación del planeta te han estado arengando sobre los beneficios de dormir bien por la noche, de modo que no necesito recordarte lo importante que es. Muchos de los cambios fisiológicos beneficiosos que la meditación crea en el cuerpo se parecen a los cambios que tienen lugar durante el sueño, en el que tu cuerpo descansa en la actividad parasimpática en la fase de sueño de ondas lentas o «profundas». A medida que envejecemos tendemos a pasar más tiempo en la fase REM del sueño, gobernada por la actividad simpática, y menos en la de las ondas lentas. Pero las investigaciones han descubierto que la meditación nos ayuda a mantener la respuesta flexible del sistema nervioso durante las diferentes fases del sueño. También aumenta el flujo sanguíneo en el lóbulo frontal durante el sueño, nutriendo la sede de la función ejecutiva para la siguiente jornada. La melatonina, una hormona que nos ayuda a conciliar el sueño y a dormir de un tirón, aumenta también con la meditación. Un estudio inédito reveló que los niveles nocturnos de melatonina casi se quintuplicaban en el grupo de meditadores, comparado con el de los no meditadores.[33]

---

33. Nagendra, Maruthai y Kutty, «Meditation and Its Regulatory Role».

En muchos sentidos, el sueño y la meditación nos ayudan a que predomine en nuestro organismo la actividad del sistema parasimpático. Cuando nos dormimos con más rapidez y gozamos de un sueño reparador, cada aspecto de cualquier plan para bajar de peso se vuelve más fácil y agradable.[34] Si tienes problemas de sueño puedes hacer las meditaciones diarias de este programa por la noche (o añadir una segunda sesión de meditación) para que la transición al sueño te sea más fácil.

La meditación te ayuda a mantenerte joven

He hablado de cómo la meditación nos ayuda a relajarnos e incluso a prevenir el estrés negativo, y también de los numerosos beneficios físicos y emocionales que comporta. Pero lo más curioso es que por lo visto ralentiza además, o incluso revierte, el proceso de envejecimiento.

Quizá hayas oído hablar de los telómeros, las fundas protectoras de los extremos de los cromosomas, los filamentos del interior de las células donde se encuentra el ADN. La longitud de los telómeros depende de muchos factores, sobre todo de la edad, y se puede degradar prematuramente en casos de depresión o de estrés crónico negativo. Cuando nos obsesionamos con pensamientos estresantes, los telómeros se acortan por el continuo estado de

---

34. Hans C. Lou *et al.* «A 15O-H2O PET Study of Meditation and the Resting State of Normal Consciousness», *Human Brain Mapping 7*, n.º 2, 1997, págs. 98-105.

reactividad del cuerpo, y este desgaste se ha relacionado con enfermedades cardíacas, diabetes, cáncer, alzheimer y osteoporosis. Pero las técnicas de mindfulness nos ayudan a reducir estos riesgos y, al dejar de ver los obstáculos como una amenaza y abordarlos como un reto, ya no seguimos dándole vueltas al problema llenas de ansiedad, librándonos de la respuesta sistémica de estrés y protegiendo los telómeros al mismo tiempo.[35] Esto es importante para nuestros intentos de perder peso, porque cuando los telómeros funcionan óptimamente apoyan la actividad de la mitocondria —las centrales nucleares de nuestras células que nos ayudan a transformar la comida en energía— y le permiten al cuerpo quemar la grasa almacenada para convertirla en energía.[36]

Un estudio en el que participaron setenta mujeres con cáncer de mama demostró el poderoso efecto de la meditación en la longitud de los telómeros. Dividieron a las mujeres en tres grupos —clases de meditación, terapia grupal, grupo de control— durante ocho semanas. Los investigadores descubrieron que las que asistieron a clases de mindfulness o a terapia de grupo habían protegido la longitud de sus telómeros durante las ocho semanas; en cambio, los

35. Elissa Epel *et al.* «Can Meditation Slow Rate of Cellular Aging?» *Cognitive Stress, Mindfulness, and Telomeres», Annals of the New York Academy of Sciences* 1172, agosto del 2009, págs. 34-53, doi:10.1111/j.1749-6632.2009.04414.x.

36. Ergün Sahin *et. al.,* «Telomere Dysfunction Induces Metabolic and Mitochondrial Compromise», *Nature* 470, n.º 7334, 17 de febrero del 2011, págs. 359-365, doi:10.1038/natureo9787.

telómeros de las mujeres del grupo de control se habían acortado.[37] Un análisis sobre los estudios realizados por un grupo de respetados científicos en el que participaron ciento noventa sujetos reveló que la meditación había aumentado la telomerasa, la enzima que influye en la longitud de los telómeros, en las células del sistema inmunológico.[38]

Otras investigaciones sugieren que basta con que medites *un día* para cambiar tu expresión genética. Un estudio patrocinado por el Centro Nacional de la Salud Complementaria e Integrativa analizó los genes de los meditadores y de los no meditadores, y descubrió que los sujetos que habían estado meditando una media de tres años podían cambiar en un solo día, después de una larga sesión de meditación, la expresión de varios genes relacionados con recuperarse de las inflamaciones y del estrés.[39]

La ciencia sigue desarrollando esta área, pero esta clase de investigaciones me fascinan. Meditar sentados en un co-

37. Bret Stetka, «Changing Our DNA Through Mind Control? A Study Finds Meditating Cancer Patients Are Able to Affect the Makeup ot Their DNA», *Scientific American*, 16 de diciembre del 2013, www.scientific american.com/article/changing-our-dna-through-mind-control/; y Linda Carlson, «Mindfulness Based Cancer Recovery and Supportive-Expressive Therapy Maintain Telomere Length Relative to Controls in Distressed Breast Cancer Survivors», *Cancer* 121, n.º 3, febrero del 2015, págs. 476-484.

38. Nicola S. Schutte y John M. Malouff, «A Meta-Analytic Review of the Effects of Mindfulness Meditation on Telomerase Activity», *Psychoneuroendocrinology* 42, abril del 2014, págs. 45-48, doi:10.1016/j. psyneuen.2013.12.017.

39. Perla Kaliman *et al.*, «Rapid Changes in Histone Deacetylases and Inflammatory Gene Expression in Expert Meditators», *Psychoneuroendocrinology* 40, febrero del 2014, págs. 96-107.

jín durante un ratito basta para proteger nuestra salud y bienestar a nivel *genético*. ¡Qué poderosa es la meditación!

La meditación mejora tu cerebro y tu vida al mismo tiempo

Cuando tu cuerpo está equilibrado, tus órganos internos funcionan adecuadamente y todas las partes del cuerpo hacen lo que se supone que deben hacer; tu metabolismo se siente de maravilla, por lo que te resultará mucho más fácil perder peso. Pero antes que nada tienes que abandonar tu mentalidad de someterte a privaciones cuando quieres adelgazar. Al parecer creemos que el metabolismo es una entidad separada a la que hay que *entrenar* y que además tenemos que ponerlo a prueba y controlar rigurosamente tanto lo que comemos como el ejercicio físico que hacemos. Pero en realidad tu salud *es* tu metabolismo, todo está conectado. Si consigues que tu cuerpo y tus órganos funcionen óptimamente, y te fijas la meta de estar sana, tu metabolismo también lo estará, no te preocupes.

Lo mejor de intentar estar saludable con una actitud generosa y relajada —en lugar de someterte a privaciones— es que estos cambios suelen durar. Cuando te obligas a pasar hambre y a seguir dietas intensivas, recuperas el peso perdido, y este efecto yoyó a la larga es mucho peor para el metabolismo que simplemente mantener tu peso. Moraleja: este método no funciona. Una gran cantidad de investigaciones afirman que los sujetos con sobrepeso que adelgazan tienden a recuperar la mitad del peso perdido el primer año. Ocho de cada diez vuelven a recuperar el peso original —o a sobrepasarlo— a los tres, cuatro o cinco años.[40]

Es necesario abordar el problema con otro enfoque. Ir más despacio, dejar atrás el método tradicional para adelgazar y aprender a ver la situación a largo plazo de otra manera.

Ver la situación a largo plazo tiene además unos maravillosos beneficios adicionales. Te empiezas a sentir mejor y esos pequeños síntomas para los que no te molestaste en ir a ver al médico —los problemas de sueño, la falta de energía, el ligero aunque constante dolor de cabeza, incluso la falta de equilibrio emocional—, todos estos achaques acabarán disminuyendo y desapareciendo por sí solos. A medida que el cuerpo te funcione mejor, empezarás a sentirte mejor en todos los aspectos. Sobre todo mentalmente.

¿Por dónde debes empezar? Empieza simplemente siendo más buena contigo misma.

En el capítulo dos he hablado de la compasión por uno mismo. Por lo visto ser compasiva contigo misma además de ayudarte a alcanzar lo que te propones, también mejora tu salud física y emocional. Un estudio conjunto realizado por la Universidad de Carolina del Norte y la Universidad de Michigan descubrió que hacer durante siete semanas un curso de meditaciones basadas en la compasión aumentó las experiencias diarias de alegría, gratitud y esperanza de

---

40. G. A. O'Reilly *et al.*, «Mindfulness-Based Interventions for Obesity-Related Eating Behaviors: A Literature Review», *Obesity Reviews* 15, n.º 6, 2014, págs. 453-461.

los participantes. A medida que meditaban más, los efectos de la meditación también aumentaron. Se sintieron más conectados con los amigos y los seres queridos y más apoyados por ellos, se aceptaron más a sí mismos, y se sintieron más seguros sobre su singular propósito en este mundo y más satisfechos con su vida. Y todo esto lo consiguieron meditando solo varios minutos al día.

El investigador Paul Gilbert, famoso por su estudio sobre la terapia de la compasión, compara el entrenamiento de la mente con cuidar un jardín.[41] Si lo dejas a su aire, tu cerebro *cambiará,* como un jardín asilvestrado abandonado, pero quién sabe lo que acabará creciendo en él. Aunque sin duda no serán tomates de primera ni rosas exuberantes. Lo más probable es que tu jardín se llene de zarzas y maleza que acaben asfixiando tus plantas preferidas. Pero si te haces un hueco para cuidarlo, aunque solo sea cinco minutos al día, verás una gran diferencia en cuanto a qué plantas son las que viven o mueren y qué flores son las que crecen o se marchitan.

Meditar es cuidar tu jardín interior y un mínimo de esfuerzo concentrado producirá unos resultados maravillosos, mucho más agradables que dejar que brote y prolifere cualquier cosa en él.

---

41. Rick Hanson, «Confidence: An Interview with Paul Gilbert», *The Foundation of Well-Being,* https://fwb.rickhanson.net/paul-gilbert-interviewclip.

SIÉNTATE A MEDITAR, YA ESTÁS PREPARADA

Has aprendido todos los efectos psicológicos y fisiológicos de la meditación y cómo te ayuda a renovarte tanto por dentro como por fuera. Por lo tanto, ya es hora de aprender los principios básicos —los qué, los dónde y los cómo de la meditación— para empezar a meditar y sentir estos beneficios por ti misma.

TU PROGRAMA DE 21 DÍAS

Segunda parte

Establece tu práctica diaria

Ahora que entiendes mejor por qué la meditación es tan poderosa, empieza a usarla para resolver algunos de los retos a los que llevas enfrentándote desde hace tiempo.

Durante los 21 días del programa pasarás un rato cada día cavilando en algunos de tus mayores obstáculos para alcanzar un peso óptimo. Reflexionarás sobre:

Cómo surgen esos obstáculos en tu vida.
Cómo puedes usar la meditación para analizarlos más a fondo y considerar todas sus implicaciones.
Cómo han condicionado tu salud física y emocional hasta el presente.
Cómo los usarás para crecer a partir de ahora.

Al final de los 21 días entenderás mejor algunos de los obstáculos que en el pasado te impedían progresar. También serás más compasiva contigo misma, te sentirás más relajada, segura y eficiente, y dispondrás de una hoja de ruta para progresar en tu vida en una dirección armoniosa, llevadera y serena.

En primer lugar hablaré sobre los pormenores de la práctica diaria de meditación. En cuanto hayas reunido los pocos objetos que necesitas y conozcas lo más básico, estarás preparada para empezar.

¿CON QUÉ FRECUENCIA DEBES MEDITAR?

Cuando empieces a meditar lo más importante es hacerlo con regularidad. La frecuencia con la que meditas es mucho más importante que la duración de la sesión, y además le ayuda a tu sistema nervioso a establecer una rutina. Basándome en las experiencias de mis pacientes, cuanto más a menudo sigas esta rutina, más útiles (y duraderos) serán los beneficios. A lo largo de este programa irá cambiando la duración de tus meditaciones, pero lo más importante es la rutina. Al menos durante estos 21 días procura meditar a diario, aunque solo sean tres minutos.

El mejor momento del día para meditar no es el mismo para todos. Elige el que tú prefieras. A mí me encanta hacerlo por la mañana y creo que no soy la única, hay algo mágico en el acto de aprovechar las primeras horas de la mañana. Tómate varios minutos para despertar, camina tal vez un poco. Yo procuro meditar antes de que pasen treinta minutos, de que mi mente se ponga a pensar, de encender el ordenador y de recordar la lista de tareas que me espera.

Tal vez te cueste meditar antes de tomarte un café. Si ves que te estás durmiendo todo el rato, tómatelo antes de meditar. (Al poco rato quizá descubras que ¡ya no lo necesitas!) Si no te va bien meditar por la mañana, intenta hacerlo después del trabajo. O incluso por la noche antes de acostarte. No hay un momento del día bueno o malo, ni uno mejor que otro; al sistema nervioso tanto le da el momento del día en el que lo hagas, lo más importante es encontrar un momento razonable y regular para comprometerte a ello. (Advertencia: en las instrucciones diarias que te iré dando, supondré que estás meditando y haciendo los ejercicios del diario por la mañana y que intentarás llevar a cabo a lo largo del día lo que te has propuesto. Si meditas en otra hora del día, adapta las instrucciones para que encajen con tu ritmo y tus preferencias.)

CUÁNTO TIEMPO ES ACONSEJABLE MEDITAR

Si ya meditas, puedes reemplazar este programa o añadirlo al que ya sigues. Pero si empiezas ahora, no temas *pensar a lo pequeño*. En serio. La clave está en la constancia, así que no olvides que meditar un rato cada día es mucho mejor que meditar durante más tiempo una vez a la semana.

Este ejemplo de programa de meditación está pensado para un principiante (o para alguien que quiera volver a meditar a diario):

Días 1-3: 3 minutos
Días 4-9: 5 minutos
Días 10-15: 7 minutos
Días 16-20: 10 minutos
Días 21 y en adelante: 12 minutos

Este programa no es más que una guía, un buen punto de partida para crear un hábito y entrenar el cerebro. Aumenta el tiempo que pasas meditando cuando te sientas preparada. Lo mejor es aumentarlo cuando tú *quieras* (en lugar de *obligarte* a hacerlo).

Ten en cuenta que este espacio de tiempo del programa es para la sesión de meditación; más adelante también dedicarás otro rato cada día a escribir en tu diario.

DÓNDE MEDITAR

A veces nos imaginamos que tenemos que meditar en un espacio perfecto y tranquilo. No me malinterpretes, claro que sería fabuloso tener una habitación donde poder cerrar la puerta y disfrutar a base de bien meditando en silencio. Pero como la mayoría no disponemos de esta clase de lugar, creamos la mejor situación posible con las herramientas que tenemos a mano.

Si es posible, encuentra un pequeño espacio donde crear un minisantuario para ti, tal vez en el suelo o delante de una mesita baja con algunas fotografías de los seres queridos, una vela o simplemente un recuerdo de algo que te haga feliz. Cuando te reservas un espacio para meditar, cada vez que entras en él tu cerebro capta que ha llegado el momento de desestresarse. Intenta que esté alejado del ordenador, de la lista de tareas pendientes, del teléfono y de cualquier otra cosa que haga que te vengan un montón de pensamientos a la cabeza.

Si no dispones de esta clase de espacio, busca un lugar aislado que esté lo más alejado posible de las distracciones. Algunas personas meditan en el lugar de trabajo porque les ayuda a crear buenas vibraciones en el espacio laboral, y a otras, en cambio, no les funciona porque se distraen todavía más con el murmullo de fondo de este tipo de sitios. A algunas personas les encanta meditar en el dormitorio porque se sienten más relajadas, mientras que otras se quedan dormidas si lo hacen. Hay una fina línea que separa vaciar la mente y quedarte dormida, o mantenerte plenamente atenta y estar demasiado distraída por culpa del ordenador que reposa a tu lado y de todas las tareas pendientes.

En cuanto hayas encontrado tu espacio personal para tu rutina de meditar, tal vez descubras que también quieres meditar en otros lugares, pero al menos durante varias semanas te resultará mucho más fácil entrar en un estado de meditación si lo haces en el mismo sitio cada día. También puedes dejar todo el material que necesitas en un lugar para minimizar las distracciones y concentrarte al máximo. Tal vez tengas que probar antes un poco lo que mejor te funciona, pero en cuanto hayas encontrado tu lugar, hazlo tuyo identificándolo como *mi espacio para meditar.*

Advertencia para los padres con hijos pequeños

A la mayoría de los padres que conozco les encantaría poder estar en un lugar donde saben que tras cerrar la puerta, sus hijos no les molestarán durante la sesión de meditación. Pero seamos sinceros, lo más probable es que esto no ocurra.

Como madre, probablemente ya hayas aceptado la idea de que un cierto grado de caos es inevitable en tu vida. Procura no caer en el error de entretenerte buscando el lugar perfecto o el momento idóneo. Es muy posible que en un determinado momento te interrumpan, pero no pasa nada. Vuelve a empezar, y aunque tus hijos te distraigan, te interrumpan a media sesión o invadan tu espacio para que te ocupes de algo urgente, al menos habrás meditado un poco. Encontrar la calma en medio del bullicio será otro elemento de tu práctica.

ADOPTA LA POSTURA QUE PREFIERAS

Adopta una de las siguientes posturas para meditar, dependiendo de lo cómoda que te resulte. Probablemente lo más duro de meditar sea permanecer sentada. La espalda nos duele. Las caderas se entumecen. Nos cuesta estar cómodas en esta postura. Si tus caderas son flexibles o si haces yoga, te será más fácil meditar sentada en el suelo.

Sentada en el suelo: siéntate con las piernas cruzadas y pon un cojín bajo los glúteos. (Véase «Elige tu material para sentarte», pág. 101.) Las caderas deben estar un poco más elevadas que las rodillas para que te sea más fácil mantener la espalda erguida en una postura cómoda, ya que si las rodillas están más altas que las caderas, tenderás a doblar las lumbares y la parte superior de la espalda se tensará mucho. (Cuando esto me pasa, lo noto en toda la espalda, que se queja a gritos mientras intento meditar en quietud.) Es inevitable sentir un cierto grado de incomodidad, pero si mantienes la espalda derecha te sentirás mucho más cómoda.

Sentada en una silla: meditar sentada en una silla minimizará la tensión en la espalda y las caderas para que te resulte más agradable. Pero en esta postura es más fácil doblar la espalda sin querer y sentirse *demasiado* cómoda, de modo que para estar plenamente atenta mientras meditas siéntate en el borde de la silla, así apoyarás la planta de los pies en el suelo y mantendrás la espalda derecha.

Si no puedes sentarte en el borde por una razón médica o personal, apoya la espalda en el respaldo, pero asegúrate de no reclinarte hasta el punto de adormilarte (o incluso de quedarte con la mente en blanco).

Acostada boca arriba: si no te funciona ninguna de las posturas anteriores, túmbate de espaldas. El problema de esta postura es la tendencia natural a quedarte dormida o con la mente en blanco. Aunque medites para gozar de claridad mental, tu mente tiene que estar plenamente atenta.

Cada postura conlleva sus ventajas y sus desventajas: meditar sentada con la espalda erguida te permite prestar más atención, facilitando la parte mental. Hacerlo tumbada de espaldas es muy cómodo para la espalda, pero te costará más mantenerte despierta y atenta. Meditar sentada en una silla tal vez sea la «mejor» postura, el punto medio, sobre todo para las principiantes.

Elige tu material para sentarte

Solo necesitas unos pocos objetos sencillos. Algunos te servirán de complemento en los ejercicios, y la mayoría te ayudarán a relajarte mientras meditas y a reducir la presión en las caderas o las rodillas. No hace falta que los consigas todos; pruébalos hasta descubrir los que mejor te vayan.

Taburete de meditación: algunos taburetes de meditación te permiten meditar sentada de rodillas sin ejercer demasiada presión en ellas. Otros tipos sirven para apoyar la espalda mientras meditas sentada con las piernas cruzadas o en la postura del loto.

Bloques de yoga: si no tienes un taburete de meditación, puedes sentarte en la misma postura anterior colocando entre las piernas y bajo las nalgas un bloque de yoga de tamaño estándar para arrodillarte sin lastimarte las rodillas. (Para que sea más blando cúbrelo con una manta o una toalla.)

Cojín de meditación: sentarte con las piernas cruzadas sobre un cojín redondo o alargado diseñado para meditar hará que las caderas te queden a la altura correcta, un poco más elevadas que las rodillas. (Advertencia: los cojines de meditación tienen la densidad adecuada para este fin; si usaras una almohada se hundiría bajo el peso de tu cuerpo, pues es demasiado blanda.)

Una manta o toalla enrollada: si no quieres o no puedes comprar un cojín de meditación, la mejor opción es usar una manta o una toalla firme: suelen ser gruesas y densas, por lo que son perfectas para este fin. (Y siempre es fácil encontrar una, aunque estés de viaje hospedada en un hotel.) Dobla o enrolla la manta o la toalla a la altura deseada para tu espalda y caderas.

Temporizador: te aconsejo que actives un temporizador antes de empezar a meditar para no tener que preocuparte por si pierdes la noción del tiempo. A mí me va bien tanto el temporizador como el despertador del móvil. Pon el móvil en modo avión o en silencio para asegurarte de no recibir ninguna llamada ni mensaje de texto mientras meditas. Plantéate descargarte alguna aplicación para practicar el mindfulness y asociar el sonido de la campanilla con el final de la sesión. Si activas el temporizador no tendrás que preocuparte por si meditas menos tiempo del fijado o más de la cuenta, ni tendrás que abrir los ojos para ver cuánto tiempo ha transcurrido. Te permitirá olvidarte del reloj.

Lleva un diario: busca un diario que te guste, con las hojas pautadas o en blanco, de tapa blanda o dura, de tamaño grande o pequeño. Lo más importante es que te guste su aspecto y la sensación que te da, y que te inspire a ser sincera contigo misma y con tus sentimientos.

Cuando medites sentada, tanto si lo haces en el suelo como en una silla, mantente derecha, con la columna erguida y las manos descansando en una de estas dos formas.

1. *Con una mano sobre la otra y las palmas mirando hacia arriba.* Uno de los principales objetivos de esta postura es reducir al máximo la tensión en los hombros y en la parte superior de la espalda. Sentirte cómoda meditando con una mano sobre la otra dependerá de la longitud de tus brazos y torso, y de dónde quieras apoyar las manos. Algunas personas sienten que colocar las manos de esta forma les alivia la tensión en los hombros, pero prueba la postura para ver cuál de las dos te resulta más cómoda.

Con las manos descansando sobre los muslos. En esta postura la mejor forma de saber dónde apoyar las palmas de las manos es observar dónde te cuelgan los codos. Lo ideal es que te queden alineados con los hombros. Si apoyas las manos en las rodillas te costará más relajar los hombros. Doblar los codos alineados con los hombros te permite relajar los hombros y el cuello, y abrir el pecho. En esta postura puedes colocar las palmas hacia arriba o hacia abajo, depende de lo que te vaya mejor. Tradicionalmente, colocar las palmas hacia abajo es una técnica más estabilizadora, te ayuda a calmarte si te sientes ansiosa o si tu mente está agitada. Y colocar las palmas hacia arriba es una postura más receptiva, indicada para cuando te sientes más exhausta o fatigada. Puedes meditar siempre en la misma postura o irlas combinando, depende de tus necesidades.

¿Cualquiera de estas posturas de meditación es cómoda al cien por cien? No. En realidad como tus músculos tendrán que sostenerte, nunca te sentirás totalmente relajada. Pero te permiten oponer la menor resistencia a la fuerza de la gravedad y ejercer la mínima tensión en el cuello, la espalda y los hombros. Si hay alguna otra postura que te funcione, adóptala si lo deseas. Mientras sea cómoda, te ayude a relajarte y te permita mantenerte atenta, estarás preparada para meditar.

> ## Unas palabras sobre la sensación de incomodidad
>
> Sentir una cierta incomodidad es natural. Meditar consiste en parte en observar y aceptar esa cierta incomodidad que te produce, ya que refleja el desasosiego que siente tu mente en el resto de tu vida. Pero si al meditar sientes un dolor físico considerable o un dolor agudo e intenso, es mejor que le pidas consejo al médico (o a otro profesional de la salud, como un fisioterapeuta, un acupuntor, un terapeuta de yoga, un fisiatra o alguien similar) para averiguar si tienes algún tipo de problema físico.

CÓMO MEDITAR

A lo largo del libro te iré enseñando a meditar, pero empezaré presentándote algunos principios básicos de meditación para tu programa de «Medita tu peso».

Antes de empezar cada día la sesión, léete la introducción y la descripción de la meditación del día. Cierra luego el libro y déjalo a un lado. Acomódate en tu espacio de meditación. Relaja el cuerpo lo máximo posible. Activa el temporizador (si usas el móvil, asegúrate de activar el modo avión) y déjalo a mano.

Cierra los ojos. Recuerda las instrucciones de la meditación del día y empieza a meditar.

En cuanto empieces a hacerlo, tal vez notes al principio tu respiración. Quizá descubras que es un poco más agitada de lo que desearías y te digas que debería ser más fluida, regular y profunda. De repente, te pones a pensar en la respiración y a juzgarla.

Este proceso de distraerte mentalmente ocurre casi de inmediato, incluso en el primer segundo de la sesión. La esencia de la meditación es simplemente ser capaz de advertir esa distracción, ese vagabundear, ese divagar de la mente sin dejarte arrastrar por los pensamientos. Aunque lleves meditando años, décadas o días, tu mente siempre se distraerá. Pero meditar *es* advertirlo y traerte de vuelta al presente. Estás fortaleciendo los músculos de la mente.

Cuando notes que tu mente se ha dejado llevar por pensamientos y distracciones, empezarás a ver la conexión entre la mente y cómo tus pensamientos te hacen sentir. A menudo estos pensamientos y sus conexiones te cambiarán el ritmo de la respiración y del corazón. Vuelve simplemente al proceso de advertir cómo esos pensamientos te afectan; nota los cambios que tienen lugar en tu cuerpo cuando respondes a los pensamientos. Este proceso te ayuda a aprender a «darle al interruptor» y a pillarte antes de ceder a la respuesta del sistema nervioso simpático para volver al modo del sistema parasimpático.

Por ejemplo, cuando empiezo a meditar, mi diálogo interior se parece a: *Vale, voy a meditar. Ahora estoy respirando. Mi respiración es agitada, ojalá fuera más calmada. Ojalá respirara con más fluidez. Con más profundidad. Sé lo importante que es la respiración. Sé lo importante que es para mi salud. Y tengo que respirar más profundamente, porque recuerdo que ayer leí en internet un estudio científico sobre lo importante que es para mí meditar.*

En ese momento tal vez advierta de pronto que me he distraído. (¡Y eso que hace muchos años que medito!)

Entonces procuro afrontarlo con suavidad. En lugar de juzgarme por haberme dejado llevar por un pensamiento, me «río» mentalmente de mí misma, diciéndome: *Oh, cerebro bobo, has vuelto a las andadas,* y a continuación llevo la mente de vuelta a la respiración y al tema de mi meditación.

Esta práctica de convertirte en una espectadora, de aprender a observar lo que ocurre en tu interior sin involucrarte en ello, va más allá de la meditación. Ser capaz de ver nuestra vida, la vida de nuestros amigos y la de los miembros de nuestra familia sin involucrarnos en ellas, exige práctica. Tienes que estar muy atenta para resistirte con suavidad a la tendencia de querer implicarte, de empezar a cambiar las cosas, de dar consejos. No significa que no queramos ayudar a los demás en sus retos, claro que queremos. Pero la diferencia está en cómo lo hacemos. Cuando nos convertimos en observadores, nos mostramos menos reactivos, somos capaces de tomar distancia, de observar la situación y asimilarlo todo antes de pasar a la acción. En lugar de sacar conclusiones precipitadas o de reaccionar visceralmente, usamos el lóbulo frontal, consideramos todas las evidencias y tomamos buenas decisiones. Cuando eres una observadora mantienes la cabeza fría y también te conviertes en una excelente escuchadora, que es lo que la mayoría de tus amigos y seres queridos quieren de ti (en lugar de que les des unos consejos que no te han pedido).

DESPUÉS DE MEDITAR

Cuando suene el despertador o el tintineo de la campanilla anunciándote el fin de la sesión, tómate un minuto para concluirla, siguiendo la respiración. Cuando estés preparada, abre los ojos. Luego coge un bolígrafo y anota en el diario las respuestas a las preguntas que te planteo.

Es muy importante que no las leas antes de hacer la meditación del día. Lee simplemente la descripción de la meditación hasta el final, después detente y deja el libro a un lado mientras meditas. Tal vez te cueste, quizá tu instinto te empuje a seguir leyendo. Pero tu mente tiene que centrarse en el momento presente en lugar de ponerse a pensar en lo que escribirás en el diario.

En cuanto hayas anotado las respuestas en el diario, examina tu mantra diario (un mantra no es espiritual en sí, no es más que una palabra o un sonido que repites para concentrarte) y tu práctica de la toma de conciencia (una lupa virtual con la que decides observar los episodios del día). Si lo deseas, escribe ambas cosas en dos tarjetas de siete por doce centímetros y llévalas encima para recordar periódicamente el tema del día.

Consúltalas lo más a menudo posible durante las veinticuatro horas siguientes, aunque solo sea unos momentos, y disfruta del resto del día. A la mañana siguiente, o a la hora elegida para meditar, vuelve a tu espacio de meditación y repite el proceso. Si lo haces así durante 21 días, descubrirás muchas de las razones esenciales por las que nos cuesta tanto alcanzar un peso saludable y estar sanas. Te darás cuenta de lo que en el pasado te impedía lograrlo y se te ocurrirán algunas ideas muy prácticas para progresar en tu meta. Al final del programa de tres semanas habrás establecido una sólida práctica de meditación, una costumbre que puedes conservar en el futuro.

¿Estás lista? Reúne el material necesario, elige el espacio que prefieras, fija la hora en la que lo harás y pasa a la acción.

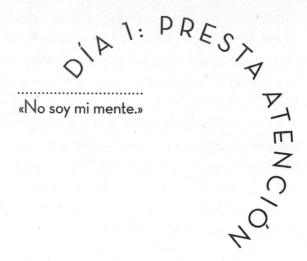

DÍA 1: PRESTA ATENCIÓN

«No soy mi mente.»

Hoy es el primer día de tu primer ciclo del programa «Medita tu peso».

Al igual que entrenas los músculos del cuerpo en el gimnasio, puedes ejercitar la fuerza y la atención de tu mente sobre el cojín de meditación. El día 1 establecerás la base para una buena práctica de meditación, como harías si fueras al gimnasio a aprender a entrenarte con estilo.

En el capítulo uno comparo la tentación de dejarte llevar por tus pensamientos con unos padres que no pueden evitar entrometerse en la vida de sus hijos cuando los ven enfrentarse a cualquiera de los numerosos retos con los que lidiarán a lo largo del día (*¿Quieres que lo haga por ti? ¿Necesitas ayuda? ¿Te subo la cremallera?*). Y estoy segura de que has sentido este impulso aunque no tengas hijos. Cuando un amigo o uno de los tuyos se topa con una dificultad o un problema, tu reacción automática es implicarte y echarle una mano, mostrarle qué *debería* hacer (o incluso qué *puede* hacer).

Cuando empieces a meditar, enseguida observarás en ti esta tendencia. Te sorprenderá lo a menudo que tu cerebro ansía resolver problemas o preocupaciones en cuanto afloran a tu mente. Pero al igual que necesitamos aprender a confiar en nuestros hijos (o en nuestros amigos) para que resuelvan sus problemas por sí solos, tenemos que confiar en que esos pensamientos nos darán un respiro mientras meditamos.

Aprender a ser una observadora tal vez parezca un proceso sencillo, pero no es fácil en absoluto. Su finalidad es enseñarte a ver cómo tu mente reacciona para que entiendas hasta qué punto vamos por la vida sin darnos cuenta de las cosas. Miles de detalles pasan en un abrir y cerrar de ojos por nuestro lado sin que los advirtamos, aunque esto en general es bueno, porque de lo contrario nuestro sistema nervioso se sentiría desbordado. Si tuviéramos que filtrar cada detalle de nuestro alrededor, no podríamos procesarlos todos ni llevar a cabo todas nuestras tareas. Pero muchos de los hábitos mentales que se han vuelto automáticos pueden afectarnos sin que nos demos cuenta. En cierto sentido somos como pequeños robots viviendo con un programa informático inconsciente instalado durante nuestra infancia. Pero como por otro lado, la mente consciente nos corrige demasiado, vivimos inmersos en el constante bullicio de nuestras cavilaciones sobre el pasado o el futuro en lugar de saborear el presente. Al no vivir con una atención plena, nos estamos perdiendo la maravillosa, inmediata, visceral y sensorial experiencia del ahora.

En la tradición budista la mente distraída se equipara con la mente de un mono, una imagen que siempre me sugiere un mono enjaulado brincando, agitando y zarandeando los barrotes ruidosamente. Este mono está loco de remate. Y, siendo sinceros, si escribiéramos cada pensamiento que nos cruza la mente mientras meditamos, nos parecerían de lo más ridículos. A medida que aprendes a plantar distancia y a observar esos pensamientos que surgen, te dices: *Vaya, qué locura. Mi mente puede llevarme por unos caminos de lo más peregrinos como si fuera un mono enjaulado que ha perdido la cabeza o un perro girando en círculos intentando morderse la cola. No es más que mi naturaleza humana. Esto es lo que pasa y no voy a reprimirlo. Es lo que hay. Pero al menos me dedicaré a observarlo para ser una espectadora.*

Cuanto más medites, más podrás reírte de cómo tu mente se va por las ramas, dejarás de aferrarte a esos pensamientos y a tu impulso de reprimirlos o controlarlos. Advertirlos simplemente te permite meditar con un espíritu más alegre en lugar de hacerlo con una actitud seria, encorsetada y represiva. Cuando aprendes a reírte de la realidad de tu mente de mono, eres menos esclava de tu mente controladora y dejas de obligarte a ser una mujer adulta responsable a todas horas.

En este momento no necesitas ser una mujer adulta. Es tu momento del día. Y tres minutos es el tiempo que te llevará meditar.

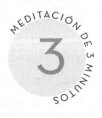

MEDITACIÓN DE 3 MINUTOS

3

La práctica de hoy te plantea un doble reto. El primero es seguir la respiración sin distraerte con ella. Este ejercicio es contrario a nuestra tendencia natural, porque mientras meditamos procuramos respirar con más fluidez, o con mayor regularidad o profundidad. Pero en esta práctica simplemente observas tu forma natural de respirar sin cambiarla.

El segundo reto es intentar estar presente. En esta meditación tal vez descubras que te has distraído veinte o treinta veces antes de volver a observar la respiración. Es algo de lo más normal que forma parte del proceso. Tu tarea será volver a seguir la respiración en cuanto descubras la tendencia natural de tu mente a irse por las ramas. Esta técnica tan sencilla entrena tu mente para que se concentre en la respiración a cada momento y te enseña a estar presente. Cuando descubras que te has distraído, procura no juzgarte, porque es algo muy normal que nos pasa a todos; lleva simplemente tu atención de vuelta a la respiración.

Empieza adoptando una postura cómoda y coloca las palmas de las manos descansando cómodamente en el regazo o sobre las rodillas. Si estás sentada con las piernas cruzadas, asegúrate de que las caderas estén un poco más altas que las rodillas y de que los codos te cuelguen alineados con los hombros.

Cierra los ojos o mantenlos entreabiertos, mirando suavemente al suelo, frente a ti. (Prueba ambas cosas y elige la que prefieras.) Observa a continuación el paisaje interior del cuerpo como si contemplaras el mundo de tu alrededor con sus imágenes, sus sonidos y sus estímulos, mirando dentro de ti. Advierte la calidad de tu respiración y los movimientos que crea sin intentar cambiarla ni controlarla. Observa todas las cualidades —los sonidos, las texturas, el movimiento y el ritmo natural— de tu respiración.

Tal vez desees prolongar la respiración o cambiar tu forma de respirar. Quizá te digas juzgándola: *¡Oh!, debería respirar de una forma más acompasada, o con más fluidez.* Pero en su lugar, limítate a observarla y a notarla sin intentar cambiarla.

Si eres principiante, estos tres minutos quizá te parezcan los más largos de tu vida. Pero no olvides que lo estás haciendo bien; observa simplemente si te resulta fácil o difícil en vez de preocuparte por si dura demasiado. Cuando surjan esta clase de pensamientos, adviértelos sin más: *¿Me cuesta? ¿Me resulta fácil? ¿Se me está haciendo eterno? ¿Me está pasando el tiempo volando?* Sé consciente de cualquier pensamiento o sensación.

Cuando hayan transcurrido los tres minutos, vuelve a centrarte en el espacio que te rodea y abre los ojos. Lo has hecho, has meditado. Es bastante sencillo, ¿no?

Empieza ahora tus momentos de exploración.

Momentos de exploración

Cuando acabes de meditar, siéntate cómodamente para llevar tu diario. La mayoría de las personas prefieren hacerlo justo después de meditar en lugar de levantarse para realizarlo en otro lugar. No te censures ni cuestiones tus respuestas, porque solo tú las verás. Limítate a observarlas y anotarlas.

1. ¿Qué te ha venido a la cabeza mientras meditabas? ¿Ha surgido algún pensamiento? ¿Alguna sensación? ¿Se te ha hecho larga la sesión? ¿Corta? ¿Qué emociones has sentido? Escribe lo que hayas sentido y todos tus pensamientos.

2. ¿Te has dado cuenta de estar juzgando la experiencia de tu primera meditación, de tu capacidad para prestar atención, meditar, observar? Anota todos esos juicios, sin filtrarlos.

En cuanto hayas terminado de escribir, cierra tu diario y lee el «Mantra de hoy» y la «Toma de conciencia» para el día 1. Normalmente, un mantra es una afirmación, y así será en la mayoría de los días del programa. Pero hoy te haré una pregunta para que te abras y estés receptiva. Copia el mantra en una tarjeta y llévalo encima o escríbelo en tu diario para no olvidarlo. Procura recordar este mantra al menos dos o tres veces a lo largo del día, o tan a menudo como te venga hoy a la cabeza.

....
MANTRA DE HOY:
¿Qué sensación me produce
en este momento la experiencia de
vivir en mi cuerpo?
....

Toma de conciencia

La conexión cuerpo-mente es muy beneficiosa, pero también puede ser limitadora. Nos esforzamos al máximo para volver a conectar el cuerpo con la mente de una manera sana y útil, pero cuando el cuerpo y la mente se entretejen demasiado, cuesta distinguirlos. Tú no eres tu cuerpo, ni tu mente. Eres ambos a la vez y más aún. Al conectar el cuerpo con la mente tienes que encontrar un equilibrio que te permita seguir considerándolos como dos entidades separadas. Apreciar esta diferencia te ayudará a ver que no eres esclava de ninguna respuesta reactiva, ya sea emocional, mental o física. Tienes la capacidad de distanciarte del estímulo inicial y de la reacción que desencadena en ti.

Además, mientras se habla tanto de dejar de juzgar, recuerda que el secreto está en advertir simplemente tus juicios. (Como ejemplo perfecto de por qué es tan importante hacerlo, no te olvides de la investigación que he citado en el capítulo tres: el estrés en sí no es malo, son nuestras ideas, nuestros *juicios* negativos sobre él lo que lo convierte en peligroso para nosotros.)

Percátate hoy de cuándo te enfrentas a una situación estresante. (La mayoría de la gente se topa con una cada día y a menudo con muchas más.) Observa cómo responde tu cuerpo y la sensación que te produce. Sé consciente de cómo te afecta esa respuesta del estrés. Una de las finalidades de la meditación es entrar en contacto con el paisaje interior de tu cuerpo. Advierte cómo al percibirlo ya te sientes de otra manera.

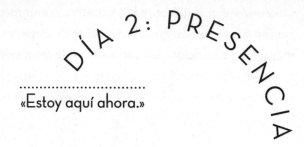

DÍA 2: PRESENCIA

«Estoy aquí ahora.»

Hoy te basarás en la práctica que empezaste el día 1. Estás aprendiendo a observar el proceso de la mente y a reírte de su inclinación a saltar de un pensamiento a otro como un mono. Estás advirtiendo tus tendencias humanas y aprendiendo a mantenerte atenta siguiendo simplemente la respiración. Estás conociendo de forma más estrecha y profunda cómo actúa la mente.

Como ya dije el día 1, la mente tiende a distraerse por naturaleza. Nuestra capacidad de reírnos de ello y de aceptar este aspecto de nuestra naturaleza es una parte muy importante de entrenar el sistema nervioso.

Según mi experiencia, uno de los factores más importantes para perder peso es advertir la experiencia, ser capaz de alcanzar un estado saludable observando cómo el cuerpo responde a distintos alimentos o movimientos, y cómo este estado saludable le ayuda al metabolismo a encontrar el equilibrio. Adelgazar no tiene por qué ser una experiencia dura como: *Voy a ingerir una determinada cantidad de calorías* o *Voy a hacer mucho ejercicio*. En su lugar puede consistir simplemente en: *Voy a intentar advertir lo que ocurre en mi cuerpo cuando como y me muevo*.

Mirar en tu interior, sin juzgarte, te ayuda a reunir información sobre cómo es tu experiencia corporal:

¿Me siento aletargada porque he estado sentada todo el día?
¿Necesito salir y hacer ejercicio?
¿Me siento amodorrada porque he comido demasiado?
¿Necesito beber agua? ¿Tomar una cena más ligera?

Estos dos primeros días de meditación están sembrando las semillas de advertir lo que ocurre en tu cuerpo. Lo haces para estar centrada y fijarte el objetivo de estar sana, sabiendo que, de este modo, tu metabolismo funcionará mejor.

Por eso el día 2 se basa en la presencia. Hay una diferencia entre estar plenamente presente y estar con la mente en blanco. Todos sabemos lo que se siente al estar con la mente en blanco: al final de la jornada estás cansada y te reclinas literalmente en el sillón, soñando despierta. Tu mente está en blanco.

Durante la meditación no estás con la mente en blanco sino presente, y observas en quietud lo que ocurre en tu interior. Eres consciente del cuerpo y de cualquier cosa que esté ocurriendo, sin juzgarlo, siendo capaz de reírte de ello, de observarlo mientras te viene a la cabeza. La mente seguirá divagando, dando vueltas y yéndose por las ramas, pero desarrollar un estado de *presencia* te permite advertirlo una y otra vez.

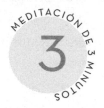

Adopta la postura de meditación, activa el temporizador y empieza la sesión.

Hoy la meditación consistirá en entrar en contacto con tu paisaje interior. Percibe mientras meditas las sensaciones físicas, sé consciente tanto de esas sensaciones como de tus pensamientos y sentimientos, sin intentar cambiarlos.

Empieza con la respiración, concéntrate en especial en la nariz. Observa las sensaciones que te produce el aire circulando por su interior. Advierte la temperatura de la parte exterior de la nariz. El lugar por donde el aire entra y sale de ella. Percibe cómo el aire fluye entre los labios y por la nariz. Relaja los ojos bajo los párpados cerrados. Recuerda que este ejercicio no consiste en un rastreo visual, sino más bien en una mirada interior experiencial.

La meditación de hoy consiste en sentirte cómoda mientras meditas, en advertir las sensaciones que te produce la respiración y en permanecer así tres minutos.

Momentos de exploración

Escribe hoy en el diario lo que hayas advertido durante tu experiencia meditativa.

1. ¿Cómo se siente tu cuerpo en este momento? ¿Te sientes baja de energía?

2. ¿Cómo te afecta en este momento la sensación general que sientes en el cuerpo? Si estás baja de energía, no has descansado bien por la noche o te sientes enojada o estresada, ¿cómo afecta este estado a tu experiencia?

3. ¿Cómo cambiaría hoy el día si pudieras estar más presente con tu familia, tu trabajo o contigo misma incluso durante solo cinco o diez minutos?

....
MANTRA DE HOY:
Estoy aquí ahora.
....

Toma de conciencia

Hoy serás consciente de tu estado de presencia. Observa en tu lugar de trabajo cómo rindes más cuando estás presente en él. Si vives con los miembros de tu familia, advierte si darles la bienvenida en un estado de presencia afecta la pro-

fundidad de vuestro vínculo. Cuando te acuestas por la noche, fíjate en cómo el contacto que has estado manteniendo
contigo misma a lo largo del día afecta el modo en que
ahora te sientes al final de la jornada.

DÍA 3: AUTENTICIDAD

«Soy yo.»

Autenticidad es una palabra que se ha puesto de moda. Sin embargo, ¿qué significa realmente? Ser auténtico consiste en esencia en ser quienes somos de verdad. Pero ¿cómo se define esta cualidad? ¿En las relaciones que mantenemos con los demás? ¿O en cómo nos ve otra persona?

En lugar de verte hoy automáticamente como *crees* que los demás te ven —¡un pensamiento sobre un pensamiento!—, advierte cómo te ves realmente a ti misma en el mundo, en tu familia, en tu trabajo y en tus relaciones. Observa la imagen que tienes de ti sin juzgarla, ni intentar cambiarla o desear eliminarla, contémplala sin más.

¿Por qué es esto importante? Uno de los mayores obstáculos para alcanzar un peso saludable o estar sana, sobre todo cuando ya hemos estado haciendo «todo lo correcto» para adelgazar, es nuestra incapacidad de vernos de otra manera. Creo que esto es lo más importante, el mayor escollo.

Nuestra realidad se crea y vuelve a crear a cada instante, según la imagen que tengamos de nosotros mismos y del mundo que nos rodea. ¿Cómo nos vemos a nosotras mismas? Tal vez nos veamos como gordas o listas, como serias o divertidas, o como excéntricas o envaradas; todas estas formas de vernos no son necesariamente positivas o negativas. En cuanto observes la idea que tienes de ti, descubrirás cómo estas imágenes pueden bloquear la capacidad de tu cuerpo de procesar las metas y los cambios que quieres alcanzar en el futuro.

Verte tal como eres no tiene por qué estar relacionado con tus sueños para el futuro. Y por más que creamos que así es, nuestro estado actual no tiene necesariamente que ver con el pasado o con los acontecimientos que nos han traído al presente.

Procura ver hoy que la realidad se crea y se vuelve a crear a cada instante. Tu realidad no es más que la percepción que tú tienes de ella. Reconocer este factor básico te ayudará a interiorizar la verdad. Si cambias tu forma de pensar, cambiarás la realidad y, por lo tanto, cambiarás tu vida.

Muchas personas solo ven los aspectos negativos de sí mismas o de sus situaciones. Quizá crean tener un metabolismo lento, o sospechen que su cociente intelectual no es demasiado alto. Tal vez piensen que la tenacidad no es lo suyo o que suelen fallarles a los amigos cuando estos más necesitan recibir su apoyo. Pero al mismo tiempo también tenemos cualidades, como un buen gusto para las películas y la música, amor por la familia o ser capaces de reírnos de nosotras mismas. Reconocer nuestras cualidades, incluso mientras intentamos corregir nuestros defectos, no es fácil.

Aquí es donde la meditación te ayudará. Verte desde el punto de vista de una espectadora te permite contemplar toda la escena. Aprendes a tomar distancia y a decirte simplemente: *Vale, ¿qué soy yo?*

Soy lista.
Puedo ser un poco torpe.
Sé leer muy deprisa.
No soy demasiado fuerte.
Soy muy divertida cuando quiero.
Soy una mujer con curvas.

Todos tenemos cualidades y defectos. Hoy te pediré que seas una observadora para que te contemples a fondo y te preguntes: *Vale, ¿qué soy yo?* Pero sin juzgarte.

Tal vez te cueste un poco si solo hace dos días que meditas, y eso es comprensible. Cuando intentes averiguarlo, advierte qué te resulta más difícil, sir ver tus aspectos negativos o ver los positivos, y descubre si puedes verte con más claridad, aunque solo sea ligeramente.

Y, sobre todo, mientras lo pones en práctica a lo largo del día, sé buena contigo misma.

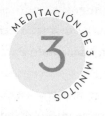

MEDITACIÓN DE 3 MINUTOS

3

Empieza advirtiendo cómo estás sentada y la postura que mantienes. Fíjate tal vez en los hombros y la cabeza. Sé consciente de que ahora mientras meditas quizá hayas empezado a doblar la espalda o a cerrar el pecho. Observa si echas la cabeza hacia delante o te sobresale la barbilla. Nota incluso cómo esto te crea una cierta tensión en las dorsales y las caderas, o en los glúteos, la pelvis o las piernas. Advertir cómo estás sentada es la primera parte de la meditación.

Ahora viene la segunda parte: observa cómo te ves. Percibe tus cualidades y cómo te sientes, tanto hoy como en general. ¿Hoy estás cansada? ¿Te sientes espesa, en la luna, sin ganas de hacer nada? ¿Te ves en general como alguien competente, terca, lista o divertida? ¿Cuáles son las palabras que te vienen a la cabeza cuando observas cómo te ves a ti misma?

No olvides ser una espectadora: estas intentando observarte en lugar de juzgarte, de modo que no está permitido hacer comentarios.

Momentos de exploración

Escribe las características que te definen. ¿Con qué tienen que ver?

- ¿Con tu cuerpo?

- ¿Con el trabajo?
- ¿Con las relaciones amorosas y familiares (como pareja, cónyuge, amante, madre, hermana, hija, amiga)?

Escribe, para cada categoría, tus cualidades y retos. Intenta no juzgar ni filtrar nada, considéralo una sesión de generación de ideas donde no hay ninguna respuesta incorrecta. Muéstrate totalmente desinhibida.

En cuanto lo hayas hecho, repasa tus características. Observa si has enumerado más cualidades o más retos en algunas áreas. ¿Puedes equilibrar un poco las dos listas? No es necesario que tengan la misma extensión al cien por cien, pero procura que haya una mayor simetría entre tus cualidades y tus retos. Por ejemplo, si te estás encontrando muchos retos en el aspecto físico, piensa en algunas cualidades, aunque te cueste hacerlo (sobre todo si es así). Siempre puedes encontrar algo de ti que te guste. Quizá sea tu cabello, tus ojos o tus antebrazos, puede ser cualquier aspecto del cuerpo que al verlo o sentirlo te haga sentir orgullosa y feliz. En lo que respecta al trabajo y a las relaciones, ¿tienen las dos listas que has escrito la misma extensión? Si no es así, ¿cuál es la razón? ¿Es posible que tu modo de verte en las relaciones o en el trabajo esté influyendo en tu manera de cuidarte?

(Cuando ya lleves un par de semanas haciendo este programa, vuelve a repasar la lista para ver si te has estado diciendo cosas sobre ti sin siquiera darte cuenta.)

Toma de conciencia

Mientras transcurre el resto del día, ve recordando el mantra y percátate de cómo las características que te definen se van revelando en tus interacciones con los demás y en los momentos de soledad. Al interactuar en el trabajo, observa cómo tu forma de verte condiciona tus interacciones. Si haces ejercicio, observa cómo tu modo de verte influye en cómo te mueves. Advierte cómo la imagen que tienes de ti influye en tus interacciones con tu familia o con los seres queridos.

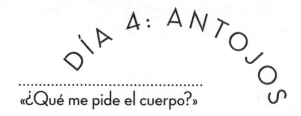

DÍA 4: ANTOJOS

«¿Qué me pide el cuerpo?»

En un mundo que nos está estimulando constantemente los sentidos, cuesta resistirse a tantas ofertas atractivas para satisfacer nuestros deseos. En un solo día podemos desear cien cosas distintas: *Quiero esos zapatos nuevos. ¡Ojalá tuviese un vientre más plano! Daría lo que fuera por poder comerme ese postre. Me muero por tomarme una copa de vino. ¡Ojalá no tuviera que irme a las cinco de la tarde y me pudiera quedar más tiempo!* Nuestra mente está buscando constantemente otro nuevo deseo que satisfacer.

Una parte muy importante de adquirir la costumbre de meditar tiene que ver con aceptar que ese flujo de pensamientos y de deseos es parte de la naturaleza humana. Pero también tenemos que ahondar en nuestro interior para ver qué es lo que los motiva.

Cuando se trata de perder peso, el deseo de comer algo dulce es uno de los antojos más difíciles de dominar, ya que crea un ciclo interminable de querer tomar más alimentos de este tipo. Además de disparar el azúcar en la sangre, elevar el nivel de cortisol y ser una bomba de relojería para el metabolismo, el azúcar te hace querer consumir una nueva dosis. ¿Te has sentido alguna vez llena y satisfecha después de comerte un brownie de chocolate? La mayoría de las personas cuando se acaban el postre ya están deseando comer otro. Tanto si estamos a dieta como si no, la mayoría no nos sentimos tranquilas o satisfechas después de comer algo dulce hecho con azúcar. Queremos simplemente *más, más y más*.

De vez en cuando es sano ceder a estos antojos. Pero ¿cómo encontrar el equilibrio? Los antojos surgen por alguna razón y a no ser que observemos cuál es, nunca desaparecerán. Evidentemente, *aquello* que comemos el resto del día también es muy importante, pero ser conscientes de *por qué* lo comemos es fundamental para reestructurar nuestro metabolismo (y con frecuencia suele pasarse por alto en los planes de dieta y en los libros).

Hoy me gustaría que consideraras la finalidad emocional de estos antojos. Si ansías comer algo dulce, reflexiona sobre qué clase de dulzura necesitas en tu vida en ese momento. ¿Estás anhelando saborear un capricho dulce o es el afecto de tu pareja lo que quieres? ¿Estás ansiando tener más energía? ¿Quererte? ¿Estás deseando a toda costa gozar de atención, aprecio, conexión, aceptación, quietud, menos estrés, menos presión, unas vacaciones, tiempo para estar con tu familia, el amor de tus hijos, el amor de tus padres?

Cuando sientes un antojo de golpe, ¿puedes observarlo lo suficiente como para ver lo que lo motiva, aunque solo sea un minuto? El simple acto de hacerlo —detenerte un minuto para observarte— puede producir un efecto muy profundo en tu salud y en tu cintura. ¿Puedes distinguir mejor tu deseo de comer porque tienes hambre de un antojo (o de desear comprarte unos zapatos nuevos o tomarte esa copa de vino)? ¿Puedes observar en ese momento la incomodidad, o la tristeza, o la culpabilidad que lo motiva?

No pretendo que te dejes engullir por tus emociones mientras meditas, aunque si te ocurre y te sientes lo bastante fuerte como para seguir observándolas, deja que se revelen y descubre lo que hay dentro de ti. Así serás consciente de esas emociones, descubrirás cuál es la verdadera razón de tus antojos. En cuanto lo hagas, habrás creado otra opción para ti.

¿Me como el brownie o hablo con mi pareja?

¿Sigo odiando el espejo o me quito el maquillaje por hoy, aprecio mi belleza natural y me quiero a mí misma?

¿Me zampo las patatas fritas o me decanto por una comida nutritiva que me dé una energía más duradera?

¿Me lo como y punto o me pongo a meditar, aunque solo sea durante varios minutos, para observar lo que me pasa y lo que mi cuerpo necesita de verdad? ¿Necesito alimentarme? ¿Necesito relajarme, conectar, dormir?

¿Puedo llenar esta necesidad de mi cuerpo de otra forma que me haga sentir más satisfecha?

Algunos días la respuesta será que sí. Otros, será que no. Tal vez haya ocasiones en las que mientras estás relacionándote con los amigos, disfrutando de la comida, y socializando, tengas de golpe un antojo. En esos momentos, ¿es adecuado ceder a él? ¿O se ha convertido en algo habitual que podría estar afectando tu salud?

El día 4 no habrá ninguna respuesta incorrecta, se trata de un proceso personal de reflexión. Procura observar lo que ocurre en tu interior sin juzgarte. Tómatelo como un experimento: tú eres el objeto de estudio y estás intentando conocerte lo máximo posible.

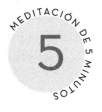

Para la meditación de hoy, pon el despertador del móvil para que suene a los cinco minutos. Durante el primer o el segundo minuto, observa simplemente tu respiración y sé una espectadora. Luego, mientras empiezas a meditar, advierte lo que necesitas en ese momento. Fíjate en lo que necesitas para estar viva en ese instante. Percibe cómo los antojos aparecen de golpe mientras meditas, como por ejemplo el deseo de moverte o de hacer una tarea pendiente de tu lista. Cuando te venga a la cabeza la lista, quizá te pongas a pensar en lo que tienes que hacer y sientas el impulso de realizarlo de inmediato. Advierte si tienes hambre y estás anhelando tomar ciertos alimentos o deseando dormir, hacer el amor, comer o moverte. Descubre si puedes advertir estos antojos y los sentimientos que los motivan. ¿Te sientes ansiosa o excitada, feliz o culpable? ¿Estos apremiantes deseos van unidos a alguna emoción? Y lo más importante aún, percibe las sensaciones que crean estos pensamientos en tu cuerpo. Sé consciente de lo que sientes y de dónde lo sientes. Percátate de si te resulta incómodo observar todo esto sin reaccionar.

Cuando la sesión llegue a su fin, dedica un minuto a concluirla siguiendo simplemente la respiración.

Cuando estés preparada para abrir los ojos, coge el diario y el bolígrafo.

Momentos de exploración

Escribe sobre tus antojos.

1. ¿Cuál es la comida o las cosas que ansías con regularidad? Podría ser un producto en concreto (brownie) o un tipo de comida (dulce, crujiente o salada), o algo como alcohol o cafeína, ir de compras, o consultar tus e-mails o las redes sociales.

2. ¿Recuerdas alguna ocasión reciente en la que tuviste ese antojo? ¿Qué crees que tu cuerpo o tu alma necesitaba en su lugar (tiempo, menos estrés, atención, amor, nutrientes, energía, alegría, compasión)?

3. ¿Cómo puedes hoy alimentar la parte de tu cuerpo o de tu alma y llenar esta profunda necesidad interior (conectando con alguien que amas, consumiendo más proteínas, durmiendo más horas)?

....

MANTRA DE HOY:
¿Qué me pide el cuerpo?

....

Toma de conciencia

Mientras transcurre el día, percibe cuántos antojos distintos sientes. Cuando descubras uno, observa qué es lo que lo motiva: ¿qué te está pidiendo realmente el cuerpo, la mente o el alma? Hazlo hoy lo más a menudo posible. Lo más importante no es cuánto tiempo dedicas a reflexionar sobre cada uno, sino advertir la frecuencia con la que aparecen y si hay un elemento común que los une.

Recuerda que no se trata de hacerlo todo a la perfección. Si sucumbes a un antojo de vez en cuando no pasa nada. Lo esencial es ser más consciente de *qué* es lo que lo motiva, para darle a tu cuerpo lo que realmente necesita, ya sea comida, diversión, un tiempo de intimidad con tu pareja o compasión por ti misma.

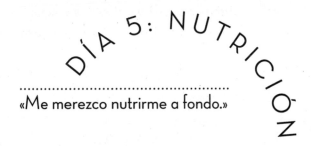

DÍA 5: NUTRICIÓN

«Me merezco nutrirme a fondo.»

El tema de la meditación de hoy es la nutrición. Analizarás cómo tu necesidad de nutrirte no solo te afecta a ti, sino que también condiciona la relación que mantienes con tu pareja, tu cónyuge, tus hijos e incluso con tus hermanos, padres y amigos.

Muchas personas dedican gran parte de su tiempo a ayudar a los suyos, olvidándose de sí mismas o ignorando adrede lo que quieren o necesitan. No se reservan un tiempo para su felicidad y salud. Les resulta mucho más fácil centrarse en los demás, pero olvidan algo muy importante: su estado de salud *afecta* a las personas de su alrededor. Por lo visto, es cierto lo de que *hay* que ponerse la consabida mascarilla de oxígeno antes de ayudar a otros pasajeros. En nuestras prisas por echarles una mano a los seres queridos, es fácil olvidarnos de querernos a nosotros mismos. Nos olvidamos de lo importante que es nutrirnos para seguir ayudando a los demás.

Yo trato con pacientes todo el día y también voy mucho al extranjero para enseñar a docentes de todas partes del mundo. Sé de sobras lo fácil que es trabajar a tope en un día ajetreado y dejarme a mí misma en último lugar. Pero cuidarte es muy importante, sobre todo si trabajas en el sector servicios. Ver a pacientes y formar a profesores me recuerda constantemente que necesito recuperar la calma, ocuparme también de mí misma. Para poder ayudar a los demás tengo que cuidar de mí misma. Es algo fundamental en mi profesión.

Tengo una amiga que les preparaba smoothies a sus dos hijas con fruta fresca y congelada, yogur de primera calidad y omega-3, y se los servía en vasos grandes. Después limpiaba con una espátula los restos del fondo de la batidora y se los tomaba. Siempre lo hacía.

Un día tuvo una revelación: podía preparar tres vasos en lugar de dos.

Cuando le pregunté cómo era que había tardado tanto en ocurrírsele, me respondió: «Siempre me he enorgullecido de hacerles esos smoothies tan saludables, espesos y nutritivos a mis hijas. Pero no pensaba en mí». Fue una estupidez, una forma de pensar totalmente automática. Se lo estaba dando todo a sus hijas y ella solo se alimentaba de las sobras. Aquel descubrimiento le chocó y le ayudó a ver cuándo tenía los mismos pensamientos limitadores en otras áreas de su vida y cuándo necesitaba cuidar de sí misma en su lugar.

Hazte hoy un hueco en tu agenda para nutrirte y advertir cómo tu salud afecta a los tuyos.

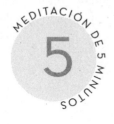

Asociamos la nutrición solo con la comida, pero también es necesario nutrir el cuerpo a muchos niveles, de muchas otras formas. La mayoría de los problemas para perder peso vienen de estar desnutridos; el cuerpo retiene grasa o calorías porque no está recibiendo los nutrientes que necesita.

Hoy empezarás viendo que la nutrición tiene lugar de muchas formas. Sí, la comida te alimenta. Pero la nutrición también te puede llegar en forma de amor, risas y alegría, de tu conexión con las personas que te rodean, de pintar, de cuidar el jardín, de leer, de ir al teatro, a un concierto en directo o de procurar realizar un buen trabajo en tu profesión. El sueño es una forma de nutrición: las horas dedicadas al cuerpo para que se cure, se recupere y procese la comida. La luz del sol, la actividad física y la quietud también nos nutren. Al igual que el aire puro nos alimenta con oxígeno a cada bocanada.

Empieza la meditación preguntándote qué es para ti la nutrición. Al iniciar la sesión de cinco minutos, después de adoptar la postura elegida, observa la calidad de tu respiración, pero hazlo hoy desde otro punto de vista, viéndola como una forma de nutrición. Considera el sistema de tu organismo que transporta el oxígeno a cada célula del cuerpo como una fuente de nutrición. Percibe cómo el aire que inhalas entra en tu cuerpo y sigue la respiración. Observa cómo circula por los pulmones, pero también sé consciente de la respiración nutriendo a fondo cada célula de tu cuerpo, hasta la punta de los dedos de las manos y de los pies y la coronilla.

Momentos de exploración

Reflexiona hoy sobre la nutrición.

1. ¿Con qué te nutres cada día reservando un tiempo para ello? ¿Con comida, aire, amor, tiempo libre? Aparte de la comida, ¿qué te hace sentir nutrida?

¿Cómo afecta esta nutrición a tu trabajo? ¿A tu vida familiar y tu vida sentimental? ¿A tu salud? Avanzando en el tiempo, pregúntate cómo te afectará esta nutrición al final de la jornada, el próximo mes y dentro de un año. Y de diez años. ¿Cuáles serán los efectos que estas clases de nutrición tendrán a largo plazo en los otros aspectos de tu vida? Cuanto más concreta seas, más útil te resultará. En lugar de decirte: *Dedicar un tiempo a nutrirme mejorará la relación con mi pareja*, profundiza un poco más diciéndote: *Dedicar un tiempo a nutrirme me permite conectar más estrechamente con los demás, comunicarme me-*

jor con mi pareja y proteger la longevidad de nuestra relación. O: *Estas patatas fritas tal vez estén hoy riquísimas, pero seguir comiéndolas durante los siguientes diez años me acortará la vida, me ensanchará las caderas y no me alimentará de ninguna de las formas que me gustan.*

2. ¿Te mereces estar sana? ¿Cómo afecta tu salud a las personas que te rodean: tus hijos, padres, hermanos, pareja o amigos? ¿Cómo puedes ser un buen ejemplo para que tus hijos gocen de la misma buena salud y bienestar en su vida?

3. El día 2 has reflexionado sobre la presencia. ¿Has advertido que tu capacidad de estar presente con alguien te ayuda a conectar con esa persona con más profundidad? ¿Cómo esto te alimenta? Si tienes esta sensación de profundidad en tus relaciones con los demás, ¿puedes infundírsela a los seres queridos o a tus hijos? ¿Cómo cambiará esto su vida?

....
MANTRA DE HOY:
Me merezco nutrirme a fondo.
....

Toma de conciencia

Observa a lo largo del día si crees merecerte estar sana. ¿Cómo se refleja este pensamiento durante la jornada? Si te cuesta aceptar este mantra, como descubren de pronto muchas mujeres para su sorpresa, ¿por qué crees que te ocurre? ¿Qué te impide aceptarlo del todo? Si piensas que te mereces estar saludable, ¿cuáles son las implicaciones? ¿Cómo te cuidarás? ¿Qué harás de distinta manera?

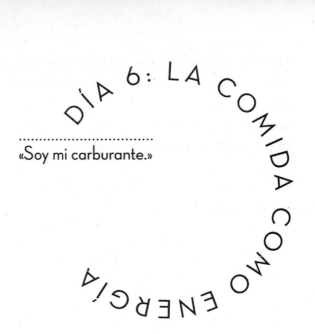

DÍA 6: LA COMIDA COMO ENERGÍA

«Soy mi carburante.»

Ayer reflexionaste sobre otras formas de nutrirte aparte de la comida. Hoy meditarás sobre la propia comida. Ahora que ya sabes que hay muchas otras cosas que te nutren, meditarás sobre la idea que tienes de la comida e intentarás cambiar tu forma de verla como calorías, como algo que «engorda» o como un medio de «adelgazar», para considerarla una fuente de nutrición.

De todas las dietas que circulan, una de las más limitadoras es la de la vieja escuela de contar las calorías. Cuando trato a un paciente que quiere perder peso, una de las primeras cosas que le digo es que deje de contar las calorías. ¿Te sorprende? A veces nos volvemos tan perfeccionistas en cuanto a las matemáticas que olvidamos que lo que hay *en* la comida que ingerimos puede variar mucho. Incluso unos alimentos con la misma cantidad de calorías pueden ser mucho más nutritivos que otros. Puedes ingerir la cantidad «correcta» de calorías, de puntos o de raciones y, aun así, seguir consumiendo en su mayoría alimentos poco nutritivos.

Gail, una de mis pacientes, anotaba cada alimento que ingería cada día, contando todas las calorías rigurosamente para saber cuántas consumía o consumiría en cualquier ocasión. En la primera consulta me trajo una carpeta de tres anillas repleta de las hojas del diario dietético que llevaba desde hacía muchos meses.

Vi al instante que el conteo de calorías se había convertido en una compulsión, en una forma de manejar sus esperanzas y miedos sobre su peso, y por eso no le pedí que dejara de contarlas de golpe. En su lugar empecé a sembrar semillas. Le pedí que hiciera varias meditaciones breves sobre cómo alimentaba la máquina de su cuerpo, no solo con calorías sino también con nutrientes. Se hizo preguntas como: *¿Qué es lo que me estoy metiendo en el cuerpo? ¿Qué sensación me produce alimentar esta máquina? ¿Qué necesita mi cuerpo?*

Siguió contando y volviendo a contar las calorías que consumía, pero la práctica de la meditación le ayudó a ver con claridad las distintas clases de alimentos que tomaba, no solo en cuanto a las calorías, sino en cómo se sentía después de ingerir distintas combinaciones de comida. Al final, perdió el interés por su diario dietético y empezó a hablar de lo que a mí me gusta llamar «manual de instrucciones del cuerpo». Se volvió capaz de escuchar y observar lo que le sentaba bien, sin valerse de ninguna pista externa (como el conteo compulsivo de calorías).

A pesar de llevar más de un año escribiendo su diario con una devoción incondicional, Gail no había bajado de peso, pero nada más empezar a meditar, algo cambió en ella y comenzó a adelgazar.

Al final perdió los diez kilos que le sobraban y trabajamos juntas hasta que sintió que podía mantenerse saludable por sí sola. Cuando la vi al cabo de un año, parecía como si hubiera perdido varios kilos más. Pero lo más importante es que se veía sana y feliz, el resultado más deseable de todos y el menos cuantificable.

Cuando hacemos algo que nos cuesta o intimida, podemos basarnos demasiado en factores externos para orientarnos y recurrir a un sistema métrico que nos diga «si lo estamos haciendo bien». Queremos básculas. Calorías. Kilos.

Pero todas estas cifras son relativas. Cualquier mujer te dirá que el peso suele variar de un día a otro uno o dos kilos, dependiendo del agua que retenga el cuerpo, sobre todo en los días de la menstruación. ¡Qué maravilloso sería dejar atrás la mentalidad de «cómo perder dos kilos en cinco días» o «cómo perder siete kilos en un mes»! Cuando dejas de intentar adelgazar y te centras en ganar salud, pierdes peso de todos modos y ganas muchas más cosas de paso.

Tu cuerpo es una máquina y la comida es el combustible con el que funciona. Verlo como una máquina tal vez te parezca un enfoque un tanto frío, pero ¿y si vieras la comida simplemente como combustible, separándola de la conexión cuerpo-mente, de cualquier apego emocional o antojo? ¿Y si te dijeras: *Sí, mi cuerpo es una máquina. Y si le pongo carburante de mala calidad, funcionará un poco más despacio. Pero si lo alimento y nutro con carburante de primera, mi organismo funcionará de maravilla.*

Nunca esperaríamos que un coche funcionara con agua (¡o azúcar!) en lugar de con gasolina. ¿Por qué nos matamos entonces de hambre para adelgazar? ¿Por qué nos obligamos a ayunar para tener un peso saludable? ¿Y qué ocurre cuando cambiamos de mentalidad y comemos saludablemente para estar sanas en vez de malcomer?

En lugar de obsesionarte con perder peso, procura estar sana. Olvídate de las calorías y céntrate en tomar una dieta equilibrada a base de proteínas, grasas e hidratos de carbono que se adapte a tu constitución. (En el capítulo seis encontrarás unas pautas para comer saludablemente y un mapa nutricional.) Cada uno de los nutrientes, vitaminas y minerales de una alimentación saludable sustenta los distintos procesos del cuerpo. Necesitas estos nutrientes para que se den los distintos procesos metabólicos, no solo la actividad «metabólica» para adelgazar que andas buscando, sino también para nutrirte a fondo.

Si este libro solo te sirve para dejar de pensar en las calorías y en adelgazar para centrarte en alimentar tu cuerpo, ya me daré por satisfecha. La comida te ayuda a optimizar las funciones del cuerpo, como su capacidad de metabolizar los alimentos. Olvidarte de fundir michelines para centrarte en alimentarte bien es una forma de crear un cambio real y duradero en tu relación con la comida.

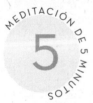

MEDITACIÓN DE 5 MINUTOS

Mientras meditas, ve el cuerpo como si fuera una máquina. Sé consciente de lo que ocurre dentro de él y examina cómo funciona.

Esta meditación se compone de tres pasos: primero observarás algunas funciones del cuerpo fáciles de percibir y luego otras cada vez más sutiles. En la primera parte advertirás las sensaciones más evidentes, como el ritmo cardíaco y la respiración. Después la circulación de la sangre y la temperatura del cuerpo. Y, por último, la corriente más sutil de energía que fluye por debajo de tu piel.

La energía no es fácil de describir, demostrar o desmentir. En la medicina china una de mis definiciones preferidas del *chi* es «energía a punto de materializarse». El *chi* es el potencial bajo tu piel que te permite actuar, moverte, crear, hacer ejercicio, tomar en brazos a tus hijos... Siente la sutilísima corriente de energía que palpita bajo tu piel. Advierte la sensación de energía en el cuerpo y su conexión con la fuerza vital en sus formas más evidentes: el corazón, la respiración, la circulación y la temperatura.

En esta meditación serás simplemente consciente del recipiente del cuerpo, la máquina que te permite meditar, observar y percibir tanto las sensaciones burdas como las sutiles en el corazón, la respiración, la circulación, la temperatura y la energía, y cualquier otra sensación que captes. Observa esta experiencia de la vida en tu cuerpo. Maravíllate por esta vida que todos tenemos y por tu capacidad de percibirla.

Momentos de exploración

Lo que escribas hoy en tu diario está relacionado con la meditación del día 5.

1. Recuerda la comida que tomaste ayer. Anota todo lo que recuerdes haber consumido.

2. Reflexiona sobre qué fue lo que te indujo a tomar cada alimento o cada comida. Si no tuvieras un apego emocional a la comida, ¿habrías ingerido otro tipo de alimentos?

3. Planifica de antemano tu carburante para las 24 horas siguientes con el máximo detalle posible. Considera los ingredientes que tienes en la cocina y a qué restaurantes o locales que sirven comida para llevar recurrirás. No es necesario que tu plan sea perfecto, no es más que un experimento. Estás averiguando cómo planificar lo mejor posible tu carburante basándote en lo que tienes a mano.

....
MANTRA DE HOY:
Soy mi carburante.
....

Toma de conciencia

Resérvate a lo largo del día un momento para recordar el mantra de hoy y descubre cómo la imagen de ser tu propio carburante se manifiesta en tus interacciones y en los momentos de soledad. ¿Qué significa este mantra para ti?

Anota en tu diario tu plan para el desayuno, los snacks de la mañana y de la tarde, del almuerzo y de la cena de hoy (o de mañana, si lo anotas por la noche). Pon el temporizador para que suene alrededor de las diez de la mañana y las tres de la tarde, y planifica tomar tus snacks a esas horas. Cuando te hayas tomado tu primer snack, repasa tu plan para el almuerzo. Haz lo mismo con el snack de la tarde y con el de la cena. Los snacks saludables te ayudan a repostar el cuerpo y evitan que llegues a sentirte tan hambrienta que las emociones se apoderen de ti. Impiden que te den esos caprichos traicioneros de atiborrarte de carbohidratos —pan, pasta, bocadillos— para recibir un chute de energía y consolarte con la comida. Así podrás repostar mejor tu máquina antes de que empiece a petardear y sentir el deseo desesperado e irreprimible de comer como una lima. Planificar de antemano tu dieta y consultarla a lo largo del día te ayudará a distinguir los antojos del cuerpo emocional de la necesidad física del cuerpo de recibir carburante.

Observa hoy cómo te sientes a lo largo del día, sobre todo antes de las comidas. ¿Te está funcionando el carburante que has elegido? ¿Eres capaz de pensar en la comida antes de llegar a tener un hambre canina? Intenta hacerlo mientras estás en un restaurante, considera el menú. O cuando te descubras pensando en la comida en una reunión. Una de las cosas más importantes en la que quiero que te fijes es en cómo te sientes *antes* de que te entre hambre.

Comer saludablemente para repostar el cuerpo tal vez no te resulte fácil. Quizá te apegues emocionalmente a la sensación de hambre en cuanto surja. De pronto te invade el irreprimible deseo de comer ciertos alimentos. Observar cómo planificar tu carburante y considerar de antemano tus sensaciones y tu dieta influye en cómo te alimentas.

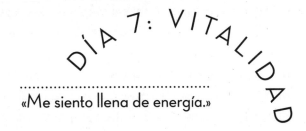

DÍA 7: VITALIDAD

«Me siento llena de energía.»

Hoy te centrarás en la importancia de tu nivel de energía.

Necesitas energía para muchas cosas: para trabajar, ocuparte de la familia, cuidarte. Necesitas tener bastante energía para ti y para tu pareja al final del día, y también para alimentar tus relaciones. Pero hay un aspecto en la gestión de la energía que solemos olvidar o descuidar: tener energía para divertirnos, relajarnos y disfrutar de nuestra vida. Tienes que rendir lo bastante en el trabajo y en tus obligaciones como para que te quede tiempo y energía para los aspectos de la vida que hacen que merezca la pena vivirla.

Muchas personas van por la vida viendo el sopor y el agotamiento que sienten como algo normal. Pero vale la pena considerar y determinar si es esto cierto. ¿Y si pudieras cambiar esta realidad? ¿Y si tu nivel de energía fuera distinto? ¿Y si no tuvieras esos momentos de modorra?

Durante los días anteriores has estado reflexionando a fondo en cómo nutrirte para proteger tu nivel de energía. También has considerado la frecuencia con la que comes para repostar la máquina de tu cuerpo antes de que se active el cuerpo emocional. Hoy hablaré un poco del proceso digestivo: de tu capacidad de extraer exactamente lo que necesitas de los alimentos.

Tu nivel de energía es una manera rápida de notar si estás alimentando tu máquina adecuadamente. Los cambios de energía generados por lo que comes no aparecen necesariamente justo después de comer. Quizá notes estas señales al cabo de varias horas. La somnolencia que te entra por la tarde podría tener que ver con la calidad del combustible que has tomado en el desayuno o en el almuerzo. Y la comida no es lo único que afecta a tus niveles de energía, muchos otros aspectos de la nutrición —el sueño, el aire, el agua, las relaciones saludables, el trabajo gratificante— también influyen notablemente en ello. Pero por ahora analizaré con más detenimiento la comida y la digestión a través de la energía.

Ayer hablé de captar las señales internas y de no llegar al extremo de sentir un apetito voraz. Lo cierto es que la frecuencia óptima con la que comemos depende de la digestión de cada uno. Las personas que digieren muy deprisa los alimentos necesitan comer cada pocas horas. Y las que los digieren con más lentitud necesitan dejar más espacio entre las comidas. La digestión es otro aspecto de la salud en el que te puedes fijar, distinguiendo *qué quiere mi boca* y *qué quiere mi cuerpo emocional* de *las señales que estoy sintiendo en el estómago* o de *mi nivel de energía.*

La mayoría hemos experimentado el retortijón de tripas y la sensación de vacío en el estómago de cuando estamos hambrientas, frente a la experiencia de la mente y la boca queriendo comer algo cuando todavía nos sentimos llenas. Tal vez acabes de tomar una cena copiosa y estés deseando, sin embargo, hincarle el diente a los postres. Intenta aprender a distinguir estas sensaciones. Cuando adviertes la rapidez con la que digieres la comida, calculas mejor cuán a menudo y cuánto debes comer.

A medida que te fijas más en estas señales del cuerpo, descubres que el carburante más sostenible proviene de las raciones correctas de grasas, fibra y proteínas. Las grasas activan el reflejo de saciedad en el estómago, ayudando al cuerpo a sentirse satisfecho. El estómago tarda más tiempo en asimilar la fibra y las proteínas que los hidratos de carbono refinados, ralentizando la liberación de glucosa en la sangre, por lo que esta clase de componentes te aportan un carburante más duradero a lo largo del día.

Al considerar tus comidas, tanto si son las del día anterior como las que planeas tomar durante las siguientes 24 horas, observa cuándo ingieres más alimentos ricos en grasas, proteínas y fibra. Date cuenta de cómo estos alimentos afectan tu experiencia del azúcar en la sangre: ¿hacen que tu energía dure más? Aunque los hidratos de carbono se hayan demonizado, sigues necesitándolos, son un alimento importante para el cerebro que te ayuda a pensar y funcionar adecuadamente. Pero ¿cómo afectan las distintas clases de carbohidratos a tu nivel de energía? ¿Con cuánta rapidez vuelves a tener hambre después de tomar una comida a base de hidratos de carbono simples como la pasta, comparados con los de los cereales integrales y las proteínas? Presta atención, observa, advierte lo que ocurre en tu cuerpo.

He descubierto que algunas personas se sienten muy cansadas durante el día por una de estas dos razones tan cotidianas: comen demasiado —se hinchan a comer en el almuerzo y se sienten amodorradas por la tarde—, o no comen lo bastante a menudo, se saltan el desayuno o el snack matutino, y no comen nada hasta la hora del almuerzo. Como su cuerpo ya se encuentra en el modo de recuperación, cuando por fin vuelve a recibir comida el azúcar en la sangre tarda más en equilibrarse. Observa si te reconoces en una de estas dos situaciones.

Ahora hablaré de cómo tu cuerpo procesa la comida. La digestión es la clave. Si no la digieres bien, sufrirás indigestiones o movimientos irregulares del intestino. La indigestión —que provoca exceso de gases, dolor intestinal o acidez de estómago— es una señal de que el cuerpo no está extrayendo los nutrientes esenciales de la comida que tomas (aunque sea una comida supersaludable). Ante todo, si tienes algún problema digestivo molesto recurre a tu profesional de la salud habitual (como el médico de cabecera, un naturópata o un acupuntor, alguien en quien confíes). Pero si ya lo has hecho y el problema persiste, hay algo que todos podemos hacer a diario para ayudar al cuerpo: bajar el ritmo.

Si le das a tu sistema digestivo el tiempo para realizar todo el proceso, tu cuerpo absorberá mejor los nutrientes. Este proceso se inicia en cuanto empiezas a cocinar, ya que al percibir el olor de la comida se activa la salivación y la liberación de ácido en el estómago, lo que prepara al cuerpo para digerirla mejor. El proceso de masticar la comida lentamente hace que se descomponga y mezcle con las enzimas de la saliva, y prepara al cuerpo para seguir descomponiéndola en cuanto llega al estómago. Te beneficias de cada uno de estos pasos del proceso cuando te acuerdas de bajar el ritmo y saborear la comida.

Bajar el ritmo también le ayuda a tu sistema nervioso. Cuando comes con calma, se activa el sistema nervioso parasimpático, y aparece la respuesta de descansa y digiere. En cambio, cuando comes a toda prisa sin apenas masticar la comida, se activa el sistema nervioso simpático, sobre todo si estás estresada, engullendo distraída la comida con la cabeza en otra parte y los ojos pegados a la pantalla del ordenador. Como el sistema nervioso simpático no está preparado para digerir la comida, la digestión se interrumpe y luego se reactiva, alterando el flujo y el ritmo natural del proceso digestivo, lo que causa a menudo indigestiones u otros problemas intestinales y una mala absorción de los nutrientes esenciales para gozar de energía.

Tanto el contenido de lo que comes como tu forma de comer afectan notablemente a tu digestión. Aunque tomes alimentos saludables seguirás sintiéndote insatisfecha si tu cuerpo no los digiere bien, por lo que tendrás antojos. Los antojos son el modo del cuerpo de decirte que necesitas algo, pero para entender qué es lo que los motiva, en lugar de reaccionar comiendo lo primero que se te antoje, procura calmarte y escucharte. Esta será la meditación de hoy.

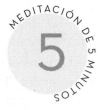

Sigue hoy durante uno o dos minutos la respiración y observa tu postura. Sé consciente de tu nivel de energía y de cómo afecta tu postura y tu estado de ánimo. A continuación, mientras sigues la respiración, visualiza que inhalas energía. Visualiza tu respiración como pura energía penetrando en las células y oxigenándolas, considérala como el combustible que activa el proceso celular generador de energía en tu cuerpo. Al exhalar, visualiza que expulsas el cansancio, la pesadez o cualquier otra cosa que te esté agobiando mental o físicamente.

No olvides que en lugar de intentar respirar con más profundidad o controlar la respiración, estás observando tu forma natural de respirar, ya que no es un ejercicio respiratorio. Cada vez que inhales, visualiza la energía entrando en tu cuerpo, sé consciente de la energía que inhalas con cada bocanada de aire, vigorizándote. Y al exhalar, expulsa cualquier cosa que te agobie.

Hazlo durante varios minutos y vuelve luego a advertir y a observar la experiencia del aire entrando y saliendo de tu cuerpo. Si disfrutas de la meditación y pierdes la noción del tiempo, sigue con la visualización hasta que finalicen los cinco minutos; haz lo que más prefieras. Cuando oigas la alarma del temporizador anunciándote el fin de la sesión, espera un momento antes de abrir los ojos. Advierte simplemente el cambio en tu nivel de energía y cómo se siente ahora tu cuerpo.

Momentos de exploración

Escribe hoy en tu diario sobre tu energía y vitalidad.

1. Anota lo que comiste ayer y si has notado algún bajón de energía durante el día.

2. Basándote en la experiencia de los últimos días, ¿qué has aprendido de tus hábitos y cómo condicionan lo que comerás hoy? Escribe un plan general de lo que comerás durante el día.

3. Establece los distintos momentos del día en los que observarás tu nivel de energía y anótalos.

....
MANTRA DE HOY:
Me siento llena de energía.
....

Toma de conciencia

Recuerda a lo largo del día tu mantra, siendo consciente de cualquier cambio en tu nivel de energía que refleje lo que comes y de cómo lo ingieres, para empezar a crear tu mapa nutricional. Estúdiate como si fueras el objeto de un experimento. ¿Cómo te sientes al tomar determinados alimentos? ¿Te limita tu cansancio en la vida? No olvides que algunos antojos son mensajes del cuerpo diciéndote que necesitas otra clase de nutrientes. Ten en cuenta que al hacer algo tan sencillo como masticar más los alimentos y bajar el ritmo a la hora de las comidas, absorberás mejor los nutrientes, por lo que tendrás más energía y menos antojos.

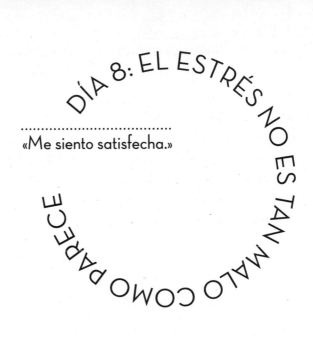

DÍA 8: EL ESTRÉS NO ES TAN MALO COMO PARECE

«Me siento satisfecha.»

La meditación de hoy se basa en la idea de que el problema no está en la situación estresante en sí, sino en la reacción y los juicios de valor que te genera. Cuando aprendes a dejar de aferrarte a la idea que tienes del estrés al igual que sigues la respiración mientras meditas, y te dices: *Estoy bien, esta situación también desaparecerá*, sin dejarte arrastrar por tus preocupaciones, bloqueas los efectos negativos que el estrés te produce tanto a nivel físico como mental.

Mi paciente Lisa era la típica mujer estresada con una personalidad tipo A. Llevaba una dieta bastante sana y hacía un poco de ejercicio, lo cual no estaba nada mal si tenemos en cuenta su exigente trabajo de sesenta horas semanales. Pero cuando me venía a ver para que la tratara, llegaba con la cara estresada. Le costaba mucho mantenerse quieta en la mesa de acupuntura. Siempre tenía el móvil encendido, incluso mientras le insertaba las agujas. Saltaba a la vista que su mayor problema era el estrés, pero al poco tiempo le añadí la meditación a su programa y perdió diez kilos como si nada. Notó que rendía más en el trabajo, lo cual le dejó más tiempo para ella y su estrés bajó drásticamente. Su aspecto había mejorado, se veía mucho más feliz y su metabolismo se estaba recuperando de manera natural. Y todo esto le ocurrió al meditar a diario.

Si no prestamos atención, incluso un «estrés» sano como el de los ejercicios de resistencia y los entrenamientos puede convertirse en estrés negativo, sobre todo cuando sobrestimamos lo que nuestro organismo puede aguantar. Hace varios años traté a Amy, una corredora. Participaba en dos maratones cada año, además de tener dos hijos y trabajar a tiempo completo. Hacía una dieta muy sana y equilibrada. Pero le sobraban aún diez kilos para estar saludable y sospeché que tenía mucho que ver con los mensajes que su estilo de vida le transmitía a su cuerpo: *Estoy sometida a un estrés constante.*

Lo único que tuve que hacer con Amy fue decirle que *redujera* un poco su actividad de correr y añadiera una sesión diaria de meditación de diez minutos, y acabó perdiendo cinco kilos en menos de ocho semanas. Lo que Amy necesitaba era ayudar a su cuerpo a entrar en el modo parasimpático un poco más a menudo cada día.

Cuidar de dos hijos ya es como un trabajo a tiempo completo, pero Amy tenía además una profesión muy exigente y la rutina de correr muchos kilómetros, una carga excesiva para el cuerpo de cualquiera. He descubierto que todo el mundo cree que «más ejercicio físico = pérdida de peso». Pero a veces la mejor solución es hacer menos ejercicio y meditar más.

Hoy me gustaría que vieras hasta qué punto el estrés afecta a tu función cerebral y a tu metabolismo. Todos nos sentimos agobiados a veces, envueltos en el drama del momento, pero al mirar atrás, unos meses más tarde, esos episodios nos parecen pequeños e insignificantes. Ser capaz de ver la situación desde una cierta distancia es un regalo para tu metabolismo y para tu salud mental.

El estrés no es más que la respuesta del cuerpo a tu *interpretación* de lo que está ocurriendo, tu propia versión de la realidad, y es totalmente relativo para cada uno. Asumir el mismo grado de responsabilidad podría resultarle estresante a una persona y estimulante a otra. El estrés no es más que la consecuencia de cómo interpretas tu experiencia.

Intenta en esta práctica de meditación ser una espectadora para ver desde una cierta distancia aquello que te hace reaccionar y tu propia reacción. Cuando te enfrentes a una situación estresante, aprende a hacer una pausa para advertir tu reacción antes de gritar, dejarte llevar por el pánico o interiorizar el estrés. Esta pausa te permite cambiar tu forma de reaccionar ante una persona, transformando así toda la dinámica de la situación.

Aunque el cambio no tiene por qué ser monumental. Tal vez sueltes un taco en la oficina o en casa. Quizá discutas con tu madre o tu pareja. Pero si eres capaz de darte cuenta de tu reacción, podrás respirar hondo, mitigar la estresante reactividad de tu experiencia interior, aplacar tu respuesta de lucha o huida y reducir, por lo tanto, tu cortisol. Estos cambios harán que te comuniques inmediatamente mejor con tu pareja y que tu cuerpo viva la experiencia de otro modo.

Es liberador descubrir que no necesitas hacer grandes cambios para manejar mejor un conflicto interior, y esos cambios paulatinos funcionan de verdad. No tienes por qué ser perfecta en el aspecto físico ni mental.

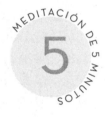

En la meditación de hoy advertirás las sensaciones que te produce la respiración viendo, al mismo tiempo, la situación desde una cierta distancia. En la primera parte seguirás la respiración, notando las sensaciones que te crea en el cuerpo e intentando separarlas de la mente. Después recordarás la situación o el día estresante, cualquier cosa lo bastante reciente como para revivirla y evocarla con todo detalle. Percibe las sensaciones físicas que despierta en ti el recuerdo. ¿Eres capaz de revivir la situación sin que tu mente se involucre, simplemente observándola? Hazlo durante un momento. Advierte cómo te sientes al reconocer que nada dura para siempre. No olvides que cuando recuerdes la situación dentro de un mes o de un año, esta experiencia un tanto estresante te parecerá insignificante. Observa, por último, cómo te sientes al ver que en este momento tienes todo cuanto necesitas.

Momentos de exploración

Escribe hoy en tu diario sobre las situaciones estresantes de tu vida.

1. Recuerda episodios estresantes de ayer o de la semana pasada, tanto si son incidentes de poca monta como grandes acontecimientos.

2. Pregúntate lo distintas que te parecerían estas situaciones estresantes si pudieras verlas como una espectadora, si te distanciaras de ellas y te limitaras a contemplarlas en cuanto te sintieras estresada. Observa la experiencia e imagínate la situación desde una cierta distancia.

3. ¿Te parecería distinto el resultado de esos momentos? En algunas ocasiones te parecerá distinto y en otras no. ¿En qué sentido te parece distinto? No olvides que la tarea de hoy no es necesariamente cambiar el estrés o los resultados, sino tu percepción de él. Este simple cambio en tu forma de verlo repercutirá profundamente en tu salud.

MANTRA DE HOY:

Me siento satisfecha.

Toma de conciencia

Advierte hoy, como experimento, tus niveles de estrés y cómo tus percepciones cambian el resultado de una situación, tanto el que tiene que ver contigo como con los demás. En lugar de obsesionarte o preocuparte por un temido proyecto, ¿puedes ser eficiente y llevarlo a cabo, disfrutando al mismo tiempo? Observa cómo tus niveles de estrés influyen en la situación. ¿El estrés te hace ser más o menos eficiente? ¿Mejora o perjudica tus interacciones con los demás? ¿Te afecta a la salud y a tu sensación de bienestar?

Si sueles trabajar demasiado (o usar otra clase de compensación excesiva), pregúntate hoy a lo largo del día si solo te sientes valiosa si trabajas hasta el agotamiento. ¿Usas el trabajo para evadirte? ¿Acaso llevar una vida ajetreada y el estrés te estimulan?

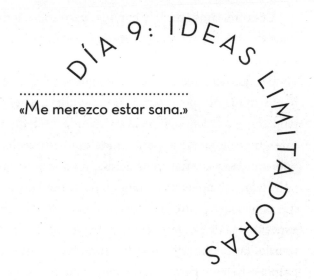

DÍA 9: IDEAS LIMITADORAS

«Me merezco estar sana.»

Hoy te centrarás en las ideas limitadoras que cobijas y en los autoanálisis repetitivos y destructivos. ¿Qué es lo que te dices a diario subconscientemente sobre tu propia valía? Pregúntate si es verdad. *(¿Soy una inútil? ¿O, en cambio, soy alguien que vale la pena? ¿Me merezco estar sana? ¿Estar llena de vida? ¿Sacar lo mejor de mí?* Hasta qué punto crees ser de valor en el mundo y que tener algo que ofrecerle es la clave para aclararte en todos los sentidos de la palabra.

Crecí trabajando en un refugio para indigentes dirigido por mi madre. Si había algo que veía una y otra vez en él era la sensación de unas bajas expectativas. En parte venía de los propios indigentes, pero al final me di cuenta de que nadie creía en ellos ni esperaba que triunfaran en la vida.

Les ofrecíamos techo y comida, pero sobre todo un sistema de apoyo para que empezaran a creer en sí mismos. Les dábamos en especial la educación o las habilidades laborales que necesitaban. Pero creo que a nivel subconsciente el sistema de apoyo también les ayudaba a sentirse respaldados y a creer en sí mismos cuando no tenían a nadie más que lo hiciera. Esperábamos que aprovecharan esta oportunidad y confiábamos en que no nos defraudarían.

Todos actuamos motivados en parte por las expectativas que ponen en nosotros las personas que nos rodean. Por las expectativas de la familia, los amigos, los compañeros de trabajo, las personas de nuestro entorno, y también por las propias. Estas esperanzas pueden animarnos o deprimirnos, y tanto lo uno como lo otro influye en cómo alcanzamos nuestros objetivos y en si triunfamos, ya sea en cuanto al trabajo o a perder peso. Si interiorizamos las expectativas negativas, nuestras bajas esperanzas y las ideas limitadoras que cobijamos se volverán destructivas no solo para nuestra mente sino también para nuestro cuerpo.

El secreto para superar las expectativas autolimitadoras basadas en creencias es simplemente advertirlas. Yo lo comparo a coger del armario la ropa que te pondrás con las luces apagadas esperando acertar, frente a hacerlo con las luces encendidas eligiéndola a conciencia. Si la coges con las luces encendidas tal vez decidas ponerte hoy o no esa camisa desgastada, pero al menos habrás tomado la decisión con pleno conocimiento. Y al igual que la ropa, los pensamientos y las ideas que te vienen a la cabeza no son buenos ni malos, simplemente quieres saber a cuáles darás crédito.

Lo más interesante es ver cómo estas expectativas se manifiestan en el trabajo, cómo perseguimos nuestros objetivos y nos relacionamos con los amigos, y qué esperamos de nuestros hijos y de nuestra pareja. Es decir, a medida que somos más conscientes de todas esas expectativas, podemos empezar a reescribir nuestra historia. Podemos observarnos y preguntarnos: *¿Es esto exacto? ¿Estoy esperando demasiado de mí? ¿Estoy esperando demasiado poco?*

Intenta ver cómo tus expectativas crean tu vida y cómo abordas las tareas. Procura observar cosas básicas y fáciles de reconocer, como con qué actitud emprendes un proyecto agobiante frente a cómo encaras una tarea fácil. Al hacerlo verás que tus expectativas cambian tu forma de abordarlo. Si eres capaz de interpretar el proyecto abrumador de distinta forma, lo procesarás de distinta manera. Recuerda el tema del día anterior: tu sistema nervioso lo procesa todo según cómo lo enfoques.

En mis clases de yoga me encanta jugar con esta idea. En un momento dado empezaron a circular unas fotografías mías en las que salía adoptando posturas de yoga muy elaboradas, y ahora mis alumnos me ven como una profesora aficionada a esta clase de posturas. Pero lo que más me gusta no son las posturas de yoga en sí, sino conseguir que mis alumnos las adopten. Lo interesante del yoga es que puedes descomponer las posturas paso a paso, por eso se sorprenden cuando consiguen hacer una que al principio les parecía abrumadora e imposible. Cuando yo se las muestro, la mayoría acaban haciéndolas por más irrealizables que les parecieran. No les salen de pronto como por arte de magia al agitar yo una varita, sino que lo consiguen al creer en su potencial y dejar de ser un estorbo para sí mismos.

En la vida también debemos ser capaces de visualizar este potencial. Para que nuestro sistema nervioso vea la culminación de un objetivo —ya sea una tarea laboral o una postura de yoga—, la mente tiene que creer en la posibilidad de alcanzarlo. Una de las cosas más importantes que quiero que veas hoy es la forma que tienes de bloquear tu propio progreso y éxito.

Cuando se trata de tu salud mental, las ideas que tienes de ti juegan un papel muy importante. En la actualidad, cualquier persona corriente sabe que la salud mental está estrechamente ligada a la salud física, y hasta qué punto están relacionadas y dependen la una de la otra. Los medios de comunicación nos recuerdan a todas horas que nuestra salud deja mucho que desear o que nos quedamos cortos en cuanto a lo que poseemos o hacemos. Estos mensajes nos hacen creer que no damos la talla. Y cuando nuestras expectativas no se cumplen o no conseguimos lo que nos habíamos propuesto, nos llevamos una gran decepción y nuestra autoestima se desmorona.

De pequeña se burlaron mucho de mí y aprendí muy deprisa a ser fuerte y a crear mi vida; acabé siendo profesora de yoga con una gran fortaleza mental y experta en medicina tradicional china. Me formé profesionalmente a fondo. Pero en un momento de mi vida descubrí que aún dependía de la aprobación de los demás, que trabajaba demasiado, convencida de que debía poseer o hacer más cosas. Vivía sintiendo que me faltaba algo en lugar de ver que ya lo tenía todo.

Según mi experiencia, la curación no consiste en librarte de una sensación desagradable. Yo no puedo volver a la época de mi infancia en la que se metían conmigo y cambiarla. Aquellas vivencias me han enseñado a crecer en muchos sentidos, me han formado y hecho madurar. Por eso son muy valiosas. Pero si siguiera viviendo con la sensación de faltarme algo, esta actitud afectaría negativamente a mi modo de verme y de ver el mundo.

Al percatarte de dónde te viene un sentimiento y cómo lo expresas en tu vida puedes superarlo, del mismo modo que un niño reúne el valor para mirar debajo de la cama y descubrir que allí no hay ningún monstruo agazapado. Al observar de dónde me viene la sensación de faltarme algo, al mirarla cara a cara, tal vez descubra que ya no me da miedo. Veré cómo me ayudó a crecer en el pasado y cómo me sigue ayudando en el presente en mis interacciones. No necesito librarme de ese sentimiento, lo reconozco sin más.

Observa hoy cómo tus expectativas, altas o bajas, te afectan, impidiéndote creer en ti o abocándote al fracaso.

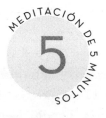

MEDITACIÓN DE 5 MINUTOS

5

Ve a meditar en tu lugar preferido y observa la respiración. Cuando cierres los ojos, conecta con el paisaje interior de tu cuerpo y percibe cómo te sientes hoy mental y emocionalmente. Averigua si en la trastienda de tu mente oyes algún diálogo negativo importante mientras meditas sobre el contenido de este capítulo.

Empieza observando este diálogo interior y reconoce alguna emoción tóxica, la que destaque más, ya sea estrés, ira, falta de valía, o la sensación de no dar la talla, de estar descontenta contigo misma o agobiada; elige la más intensa.

Mientras la observas, respira con naturalidad. Advierte cómo te hace sentir esta emoción tóxica. Percibe cómo es y las sensaciones que te produce. ¿Dónde las sientes en tu cuerpo? ¿En qué parte? Advierte su cualidad, ¿es pesada, densa o deprimente? Sé consciente de tu capacidad para visualizar esos sentimientos y reunir esta experiencia emocional. Cada vez que inhales, imagínate que tu respiración agrupa esta emoción tóxica en un punto de tu cuerpo. Cada vez que exhales, déjala ir.

Repite el mismo proceso durante los cinco minutos de la meditación. Imagínate que esos sentimientos se condensan y reducen cada vez más, reuniéndose en un punto de tu cuerpo, hasta expulsarlos del todo.

Momentos de exploración

Escribe hoy en tu diario cómo crees que tus expectativas y creencias condicionan tus interacciones con los aspectos importantes de tu vida. Anota, sin darle demasiadas vueltas, las ideas que tienes sobre ti y sobre tus expectativas en cuanto a los aspectos de la siguiente lista. Escribe luego cómo estas ideas han afectado cada ámbito de tu vida.

1. Tu trabajo y tus objetivos.

2. Tu familia, tu pareja u otros seres queridos.

3. Tus aficiones, ejercicio físico, práctica de yoga o cualquier otra actividad o pasión similar.

4. Lo más importante, tu idea sobre lo que eres capaz de alcanzar en esta vida.

....

MANTRA DE HOY:
Me merezco estar sana.

....

Toma de conciencia

Recuerda el mantra a lo largo del día y advierte cómo las características de buena salud se manifiestan en tus interacciones y en tus momentos de soledad. Vuelve a preguntarte: *¿Creo merecerme estar sana? ¿En el sentido mental, físico y anímico?*

Resérvate hoy un hueco en tu agenda para reflexionar sobre las respuestas de tu diario y añade cualquier pensamiento nuevo que se te ocurra.

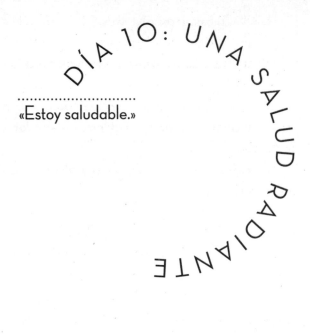

DÍA 10: UNA SALUD RADIANTE

«Estoy saludable.»

En el día 10 simplificarás las cosas.

Cuando pensamos en estar sanos, lo primero que se nos ocurre es tomar suplementos nutricionales, comer menos o hacer más ejercicio. Pero en su lugar considera hoy la salud como algo que ya existe en ti.

Nuestro cuerpo ha ido evolucionando a base de superar retos y recuperar el equilibrio, a través de las numerosas formas en que se cura y renueva. En nuestro interior hay un estado natural de buena salud que vamos cubriendo con el paso del tiempo. Cuantos más años acumulamos, más tiempo hace que lo cubrimos y más sepultada se encuentra esta salud innata.

Este efecto sepultador no es más que el proceso de envejecimiento que aparece con el paso del tiempo después de haber llevado distintos estilos de vida. Te lo ilustraré con las plantas: aunque no consideremos que envejezcan, si a una planta la riegas con agua pura y a otra con Coca-Cola, una tendrá un aspecto mucho más saludable que la otra.

Nuestra fisiología se va deteriorando en cierta medida con el paso del tiempo a una escala mucho mayor. Pero creo que gran parte de lo que vemos al envejecer no es más que las toxinas físicas y mentales que hemos ido acumulando. Los estímulos y las vivencias son los que van creando nuestra salud. Tal vez para tener una salud estupenda baste simplemente con contrarrestar los efectos de aquella acumulación para dejar al descubierto lo que siempre ha estado ahí.

Uno de los principios esenciales de la medicina china, como el de la acupuntura y los meridianos de la que depende, es que el cuerpo sabe curarse por sí solo. Los canales de energía, o meridianos, se extienden por todo el cuerpo. Al igual que los ríos por los que en el pasado se transportaban los alimentos y las provisiones de una ciudad o de un pueblo a otro, los meridianos son como afluentes que ayudan a transportar los nutrientes, la energía y el riego sanguíneo por todo el cuerpo. La acupuntura sostiene que los bloqueos aparecen cuando al cuerpo le cuesta restablecerse y curarse al no recibir los nutrientes y las sustancias necesarias. Necesitamos ciertos nutrientes para realizar determinadas funciones y si nuestro cuerpo no los recibe, no podremos curarnos ni alcanzar la homeostasis. Pero si expulsamos los residuos que nos taponan el organismo y eliminamos los obstáculos que se interponen en nuestro camino y las cargas que nos abruman, dejaremos al descubierto nuestra salud y el cuerpo recuperará el equilibrio.

Durante los últimos diez años nos hemos estado fijando en la comida que consumimos y en cómo la ingerimos. Nos hemos estado centrando en el estrés, en el grado en que lo sufrimos y en cómo lo manejamos. Cuando nos planteemos qué más es una carga para el cuerpo, tal vez descubramos que simplemente nuestros platos están demasiado llenos, tanto en el sentido literal como figurado: de demasiadas tareas triviales, de demasiadas cosas que hacer como padres, de demasiadas preocupaciones laborales, y de demasiada comida poco saludable.

Al observar lo que es una carga para nosotros y cómo podemos dejar al descubierto nuestra salud y la capacidad curativa del cuerpo, también debemos fijarnos en su capacidad para procesar lo que recibe. Como lo ilustra, por ejemplo, el hígado y su forma de depurarse. El hígado solo puede procesar una cierta cantidad de sustancias y en cuanto las vías para ello se empiezan a taponar, las toxinas remanentes se asientan en el cuerpo acumulándose en los tejidos y las células. Esta carga para el cuerpo puede venir de la comida, de los medicamentos, del aire y del agua contaminados, de desequilibrios hormonales… o incluso de la falta de conexión social o de dedicarnos a un trabajo que no nos llena. La combinación de todos estos factores determina cuánta carga es capaz de procesar el cuerpo en un momento dado.

Pregúntate qué puedes suprimir de esta lista. ¿Qué es razonable? ¿Qué residuo puedes eliminar del sistema que procesa las sustancias de tu cuerpo? ¿Qué está siendo una carga para ti? A medida que eliminas los residuos, tu salud va quedando *al descubierto* en lugar de ser algo que quieres *recuperar*. Ya se encuentra en ti, es un tesoro enterrado esperando brillar.

Hace más de dos décadas, cuando me formaba como profesora de yoga, recuerdo que oí hablar de la iluminación, un concepto en el que los occidentales no pensamos demasiado. Tal vez nos resulte intimidante y abrumador, pero lo que me fascinó fue la manera de describir la iluminación como algo que ya existe en cada uno, como algo que simplemente tenemos que despertar y dejar al descubierto.

Para mí la manifestación en nuestro mundo moderno de esta iluminación es nuestra capacidad de conectar y de estar presentes en la vida, y este estado incluye ser conscientes de nuestra capacidad para gozar de una salud radiante y maravillosa. Nuestra buena salud ya existe. Solo hay que dejarla al descubierto.

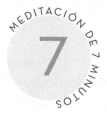

En la meditación de hoy quiero que conectes con la sensación de salud que ya existe en ti. Adopta la postura de meditación y observa lo que está ocurriendo en tu interior. Advierte si sabes reconocer la cualidad de tu buena salud en tu interior y la sensación que te produce. ¿Es una sensación general o concreta? ¿Es tu cerebro el que intenta analizarlo o puedes sentir cuál es hoy tu experiencia de la cualidad de estar sana sin juzgarla ni preverla? Observa si hay una parte de ti con la que puedes conectar y visualiza la sensación de salud a nivel celular.

Tal vez notes la sensación de estar sana en una parte del cuerpo más que en otra. Quizá te cueste más sentirla en determinadas partes. En realidad, la razón por la que estás lesionada, achacosa o enferma no importa. No es necesario que la analices. Reconoce simplemente tu capacidad para visualizar la sensación de buena salud como algo que ya está presente en ti, como algo que ya está ahí.

Momentos de exploración

Observa la sensación de estar sana que ya existe en tu interior.

1. Después de hacer la visualización y de reconocer la sensación de buena salud en ti, ¿cómo elegirás de manera distinta la comida que tomas?

2. ¿Cómo te relacionarás contigo misma y con los demás de distinta forma? A veces no es nada fácil llegar a sentirte bien por dentro de nuevo. Pero en cuanto lo consigas, te costará más meterte sustancias tóxicas en el cuerpo. En cuanto visualices tu salud innata, verás desde otra perspectiva lo que tu cuerpo quiere y se merece.

Toma de conciencia

Hoy pregúntate a lo largo del día: *¿Qué necesito en realidad?* Plantéatelo con relación a la comida que ingieres: *¿Necesito tomar más cantidad o menos de comida para alimentarme y sentirme bien?* O con relación a tu trabajo: *¿Qué necesito hacer hoy para rendir más?* O en cuanto a tus relaciones: *¿Qué debo hacer para conectar con las personas de mi vida de un modo que me alimente?*

En cuanto descubras lo que *necesitas* hoy de verdad, despréndete del resto. Despréndete de las tareas triviales, de las distracciones banales y de toda la basura de la que estabas deseando deshacerte. Hoy céntrate en lo que *necesitas*.

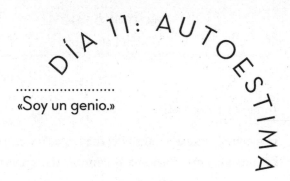

DÍA 11: AUTOESTIMA

«Soy un genio.»

Se habla mucho de la inteligencia. Del alzheimer y del estado del cerebro, de llegar a la vejez con el intelecto en plena forma y la cabeza clara. Pero me gustaría que te cuestionaras esta manera de ver la inteligencia para cambiarla un poco.

Tu inteligencia no está determinada en especial por tu CI ni por lo «lista» que eres según el estereotipo clásico. Tu inteligencia también tiene que ver con cómo contribuyes en el mundo. Tus contribuciones, sean las que sean, son la huella que dejas en el planeta y la ofrenda con la que le correspondes.

Yo creo que todos venimos a este mundo con un propósito. Cada uno nacemos con unos dones únicos y especiales, y tenemos el deber de ofrecérselos al mundo. Para funcionar bien como comunidad, tanto si es pequeña como grande, tenemos que entender de verdad estas cualidades únicas que poseemos. Medir nuestra inteligencia basándonos solo en la puntuación del CI no nos ayudará como comunidad, como planeta, como familia, y mucho menos como individuos. A decir verdad, nuestra inteligencia radica en nuestras contribuciones y en nuestros dones singulares.

Piensa, por ejemplo, en el basurero frente al presidente del gobierno. Muchos niños afirman que quieren ser un día presidentes. Seguro que lo oíste un montón de veces cuando hacías primaria. Sin embargo, es muy inusual que esos niños digan: *Cuando sea mayor quiero ser basurero.* Pero si nadie trabajara recogiendo la basura, viviríamos en un lugar horrible y mugriento. El trabajo del basurero es tan importante como el del presidente. Entender que tu contribución en el mundo tiene una importancia singular es esencial para tu salud.

El otro tema sobre el que meditarás hoy es percibir la sabiduría o conocimiento innato del cuerpo para mantenerse sano. Con frecuencia bloqueamos este conocimiento con pensamientos conscientes cuando intentamos establecer la dieta perfecta o el plan dietético perfecto en lugar de preguntarnos: *¿Qué necesita mi cuerpo?* y escucharlo de verdad. Tu cuerpo sabe lo que necesitas.

Lo más difícil es diferenciar este conocimiento interior de la necesidad de sentir la emoción de un antojo. Ser capaz de observarte te ayuda a distinguir un apego emocional de algo que tu cuerpo te está diciendo. *Sí, probablemente necesitas comer ahora.* Cuanto más adoptes la actitud de observadora, más información te dará tu cuerpo.

Para estar saludable no es necesario que te leas todos los libros habidos y por haber sobre una buena alimentación o ni siquiera que des con la dieta adecuada, basta con observar cómo tu cuerpo responde: si sientes la necesidad de comer o si no es más que un estado mental, como ya te indiqué la semana anterior.

Cambia la idea que tienes de la genialidad. Para mí la genialidad es entender ciertas posturas de yoga para ayudar mejor a mis pacientes. Para el presidente del gobierno, la genialidad tal vez sea tomar decisiones duras y gobernar adecuadamente en tiempos difíciles y de cambio. Nuestra genialidad reside en nuestras contribuciones singulares para lograr un mundo mejor.

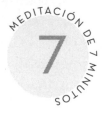

En la meditación de hoy vuelve a convertirte en una observadora. En esta ocasión lleva la atención a las palmas de las manos. Advierte y percibe la sensación que sientes en ellas. Quizá notes la tibieza de la sangre corriendo bajo la piel o el fluir de una energía más sutil. No es necesario que le pongas nombre a la sensación, simplemente cáptala. Observa luego el potencial que hay en las palmas de las manos y en las yemas de los dedos como una prolongación de tu competencia y potencial. Percibe tu inteligencia como la combinación de tu mente y tu cuerpo, coordinada por tu singular propósito en este planeta. Medita sobre el potencial que hay en las yemas de tus dedos, que te permite moldear y cambiar tu vida a través de tu inteligencia interior singular.

Momentos de exploración

Anota hoy en tu diario aquello que hayas pensado sobre tus cualidades singulares. Dedica solo cinco o diez minutos a ello, no le des demasiadas vueltas. Intenta verte como si te observaras desde fuera.

1. (En cuanto a tu personalidad.) Pregúntate: *¿Soy divertida? ¿Soy carismática? ¿Soy considerada? ¿Soy compasiva?* Escribe cualquier cosa que te venga a la cabeza.

2. (En cuanto al trabajo.) Pregúntate: *¿Cuáles son mis cualidades singulares laborales? ¿Soy muy trabajadora? ¿Soy creativa? ¿Se me da bien trabajar con otras personas?*

3. (En cuanto a tus conexiones personales.) Pregúntate: *¿Cuáles son mis cualidades singulares relacionadas con mi capacidad para amar o conectar con mi comunidad? ¿Con mi familia?*

Toma de conciencia

¿Te cuesta un poco aceptar el mantra de hoy? Percátate de cómo tu inteligencia se refleja en tus singulares virtudes, tanto en el trabajo como en la vida. Sé consciente de esos momentos de interacción o de culminación como una sensación de genialidad. Dite a ti misma: *Esta es mi virtud. Esta es mi inteligencia, mi habilidad singular para contribuir por medio de esta inteligencia.* Percibe tu inteligencia inimitable mientras se manifiesta no solo en tu modo de afrontar tus antojos de comida, sino también de llevar a cabo tu trabajo. ¿Estás empleando todo el potencial de tu inteligencia? Advierte cómo la sólida relación que mantienes con los amigos, los compañeros de trabajo y la familia refleja con una claridad meridiana tus distintivas contribuciones en el mundo.

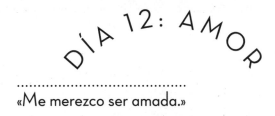

DÍA 12: AMOR

«Me merezco ser amada.»

Céntrate hoy en creer en tu bondad innata.

Todos cometemos errores. A veces nos gustaría poder volver atrás para proceder de otra manera. Aunque seamos humanos tendemos a juzgarnos con dureza, como si fuéramos máquinas perfectas. Estos juicios tienen el poder de cambiar por completo la idea que albergamos de nosotros mismos.

Cada día nos vemos obligados a tomar decisiones, y estas decisiones, junto con las reacciones que nos provocan, esculpen nuestra vida en muchos sentidos. Cómo elijamos responder a lo que nos hace reaccionar en la vida lo cambia todo. Cuando actuamos en contra de nuestros ideales más elevados, nos sentimos culpables y empezamos a presionarnos demasiado. Pero si no logramos estar a la altura de nuestras propias expectativas, debemos perdonarnos. Lo más importante de este perdón es la curación que se da al reconocer que nos hemos equivocado.

Cometer errores en la vida es inevitable. Al fin y al cabo los errores son valiosos, nos permiten crecer y aprender de nuestras experiencias. Errar está en la naturaleza humana, tanto si rompemos una dieta como si no hacemos el suficiente ejercicio, no alcanzamos nuestros objetivos laborales o le fallamos a un ser querido. ¿Cómo podemos seguir queriéndonos a nosotros mismos a pesar de esos fallos? A veces nos cuesta mucho creer que somos merecedores de amor.

Todos tenemos defectos, puntos ciegos, todos nos equivocamos en la vida y lo lamentamos. Como es natural, nos gustaría no tener que afrontar esos errores, pero lo importante es ser capaces de observarlos y de aprender de ellos en lugar de juzgarnos y despreciarnos. También podemos considerar cómo nuestras decisiones están relacionadas con el valor que le damos a nuestra inteligencia. Nuestras ideas sobre quiénes somos nos definen y cambian. Muchas personas, como me pasa a mí, tienen que equivocarse muchas veces —en las relaciones o en el trabajo— para descubrir lo que de verdad necesitan. ¿Qué es lo que queremos? ¿Qué nos hace vibrar?

Después de no conseguir adelgazar lo suficiente en varias ocasiones y de volver a recuperar el peso perdido, cada vez nos cuesta más mirarnos a la cara, creer en la verdad, en que todos somos merecedores de amor. Y entonces nos cerramos en banda por culpa de nuestras inseguridades y fracasos. Nos cuesta compartir nuestros pensamientos y esto se refleja en nuestra forma de reaccionar hacia los demás y de interactuar con nosotros mismos.

Creo que concluimos que cuando algo importante sale mal, ese momento es decisivo. Pero los momentos decisivos se están dando a todas horas, están sucediendo constantemente. En cualquier momento de la vida podemos reflexionar y decidir cómo nos definiremos a nosotros mismos. Aunque erremos a veces, tenemos el potencial de vivir un momento decisivo en cualquier instante de nuestra vida.

Todos nos merecemos ser amados. Todos metemos la pata. Ambas cosas no son excluyentes. Meter la pata no significa que no seamos dignos de amor. Ser capaces de aceptar nuestros errores y seguir, sin embargo, creyendo que somos merecedores de amor es fundamental para gozar de bienestar y longevidad. En cualquier plan de salud tendremos bajones. Pero no olvides que equivocarnos es parte de la naturaleza humana y no un defecto. Acepta que incluso después de fracasar estrepitosamente, de arrepentirte o de volver a las andadas, te mereces ser amada.

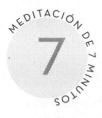

MEDITACIÓN DE 7 MINUTOS

7

Adopta una postura de meditación cómoda y vuelve a ser una observadora. Sigue la respiración y percibe hoy lo que sucede en tu interior. Capta la sensación que hay detrás de tu experiencia del amor. ¿Qué sensación te produce en el cuerpo, es cálida o fría, deprimente o alegre, expansiva o contractiva? Percibe qué partes del cuerpo sientes que están más conectadas a esta sensación.

Al inhalar, respira con naturalidad, visualizando que el amor penetra en tu cuerpo. Al exhalar, visualiza que dejas que este amor impregne cada fibra de tu ser.

Imagínate que todas las células de tu cuerpo reciben amor. Si te cuesta conectar con ciertas partes, dedícales un poco más de tiempo e intenta ver si puedes alimentarlas incluso más aún. Aspira amor y deja que tus células se bañen en él. Inhala amor, y al exhalar visualiza que impregna cada fibra de tu ser. Sigue haciéndolo durante toda la sesión.

Momentos de exploración

Zambúllete hoy hasta el fondo en cualquier sensación de fracaso de la que no te hayas podido desprender en tu vida.

1. ¿Cuáles son tus mayores fracasos y lo que más lamentas?

2. ¿Cómo te han definido o cómo has dejado que te definieran?

3. ¿Te es imposible cambiar de chip y verlos como oportunidades para aprender y como un medio para crecer, inspirarte o transformarte? (Sé que cuesta lo suyo. No es nada fácil meditar sobre la

lista que has escrito y observar esas experiencias. Tal vez hablemos a la ligera de nuestros errores, pero raras veces los observamos con tanto detenimiento como estás haciendo ahora. Nos es más fácil quejarnos de ellos que afrontar la realidad de sus consecuencias.)

....

MANTRA DE HOY:
Me merezco ser amada.

....

Toma de conciencia

Dedica hoy un tiempo a este mantra. Advierte cuándo te resulta más fácil de aceptar, más liviano. Observa también cualquier resistencia que te suscite y en qué parte del cuerpo la sientes. Cómo creer ser merecedora de amor —o no creer en ello— afecta tus interacciones con los demás. ¿Te ayuda este mantra a ser más paciente, más tolerante? ¿Te hace sentir más preocupada o asustada? ¿Te da seguridad en ti misma? ¿Te deprime? Observa también cómo este mantra condiciona tu relación con la comida y de qué manera lo hace. Llega hasta el fondo.

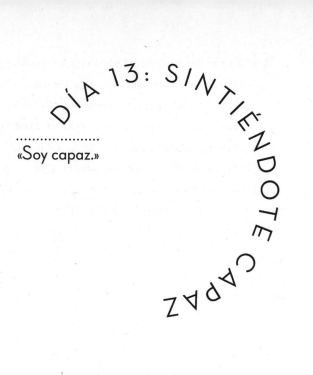

DÍA 13: SINTIÉNDOTE CAPAZ

«Soy capaz.»

Hoy te comprometerás con este programa y lo seguirás hasta el final.

A veces estar saludables parece una empresa imposible. Nos enteramos de un montón de ideas, teorías y programas muy distintos para perder peso, estar sanos y sentirnos bien. Podemos acabar aprendiendo tantas cosas que llegamos a un punto en el que toda esta información se vuelve contradictoria y nuestros intentos para estar «supersaludables» parecen irse al traste.

A mí me ocurrió al licenciarme en medicina tradicional china. Como muchos otros estudiantes que han hecho naturopatía o alguna otra carrera de medicina holística, cuando me gradué pasé por una etapa de recuperación.

Después de haber estado aprendiendo durante cuatro o cinco años lo que es bueno o malo para uno en este mundo, me sentía un poco paralizada de miedo. Puedes llegar a presionarte hasta tal punto para aplicar cada cosa que has aprendido que el resultado sea casi peor para tu salud.

Después de esta etapa de paralización, me permití no estar sana al cien por cien. Acabamos creyendo que para estar saludables tenemos que ser perfectas. *No puedo comer nada malo nunca. No puedo hacer nada malo nunca.* Todo lo que aprendemos sobre cómo cuidarnos puede convertirse en un enjuiciamiento y exacerbar la sensación de desesperación y de miedo.

¿Recuerdas que dije que el estrés en sí no es malo, lo que cuenta es la idea que tengas de él? Pues en este caso ocurre lo mismo: es al creer que ciertas cosas son malas cuando les das el poder que ejercen sobre ti. Debes ser capaz de aceptar que no eres perfecta al cien por cien. Según mi propia experiencia, lo más difícil del proceso de estar sana es ser moderada.

En el yoga, el budismo y otras tradiciones espirituales se habla del camino de la moderación. Los humanos tendemos a ser extremistas, decidimos hacer una dieta a base de zumo de pomelo o un ayuno, y esta actitud de «todo o nada» nos parece bien porque no tenemos que cuestionarnos nuestra decisión ni explorar ninguna ambigüedad. Las instrucciones son claras y nos ayudan a sentirnos seguros.

Lo más difícil no es seguir dietas extremas, sino reconocer que no reflejan la realidad, aceptar que en un momento de nuestra vida deberemos volver a la moderación y ser lo bastante flexibles como para vivir en el mundo real. Y espero que llegues a entender que es la flexibilidad —y no la obcecación en un dogma— lo que te hace fuerte.

¿Cómo puedes evitar agobiarte por todo lo que sabes que es bueno o malo para ti? ¿Por dónde puedes empezar a llevar una vida «saludable»? ¿Cómo sabes cuándo ya no puedes seguir más por el camino que has tomado?

Una forma de empezar a llevar una vida saludable es con la ciencia. Las investigaciones demuestran que es mucho mejor proponerte hacer pequeños cambios durante largo tiempo que hacer grandes cambios que duren un suspiro. Las subidas y bajadas de peso estresan al cuerpo y son más perjudiciales para la salud que mantener un peso constante. Aceptar lo peligrosas que son las actitudes extremas te ayuda a ver que para estar sana no necesitas ser perfecta, a decir verdad ni siquiera es sano (o posible) serlo.

Uno de los aspectos más importantes de la salud es el de tu vida social. Tomar una copa de vino en una velada encantadora con los amigos es parte de esta conexión social, la cual puede influir mucho más a largo plazo en tu salud que un ayuno a base de zumos. El doctor Dean Ornish, un legendario cardiólogo y nutricionista dedicado a la investigación, reunió en sus estudios una gran cantidad de información sobre los saludables beneficios de una dieta vegetariana baja en grasas y de cómo este tipo de alimentación reducía las cardiopatías. Lo más curioso es que al hacer un seguimiento a los participantes del estudio para analizar detenidamente los efectos de las redes sociales humanas y el apoyo familiar, descubrió que estos recursos sociales influían más en la salud cardiovascular que la propia dieta.

El mindfulness es la mejor forma de aprovechar los beneficios de este equilibrio entre las redes sociales humanas y la dieta. Medita sobre ello y pregúntate: *¿Cuántos días a la semana puedo tomarme una copa de vino al salir con mis amigos? ¿Hasta qué punto necesito seguir una dieta saludable?*

Si aprendes a prestarle atención a tu cuerpo y a escuchar lo que necesita, mantendrás una relación mucho más sana, feliz y relajada con tu dieta y con lo que haces para estar sana. *¿Necesito quedarme descansando en casa porque ya he estado saliendo mucho? ¿Necesito comer algo natural, sencillo y sano, o he estado siendo demasiado estricta con mi dieta y con el ejercicio físico? Quizá hoy es un buen día para salir y tomarme una copa de vino, pero sin pasarme tomándome cinco.*

Cuando siembras estas semillas, consigues hacer esos cambios sencillos y posibles durante el tiempo que te has propuesto. Sabes que no son para toda la vida. No tienen por qué «cambiar radicalmente tu vida de golpe». Al fin y al cabo un auténtico cambio vital no es más que la acumulación de pequeñas cosas a las que te comprometes por un tiempo. Del mismo modo, también puedes permitirte *disfrutar* de vez en cuando, sabiendo que estos momentos también son saludables. Decidir llevar a cabo pequeños cambios sin tener que ser perfecta hace que estés más sana en todos los sentidos. Te permite conseguirlo con más facilidad.

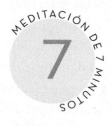

La meditación de hoy se centra en la constancia. Creo que lo más difícil de la moderación o de proponerte hacer pequeños cambios sin necesidad de ser perfecta es ser constante en ello. Esta meditación es una manera sencilla de conectar con la constancia que ya hay en ti.

Adopta la postura de meditación. Al cerrar los ojos percibe el peso de las piernas y la pelvis como un componente de estabilidad. Medita sobre lo estable que es tu postura sedente, en las piernas, la pelvis y las caderas, y en la estabilidad que crean. Observa ahora los cambios naturales de tu respiración, lo parecidos que son a las fluctuaciones, los altibajos de la vida. Percibe la capacidad de estas dos experiencias, de los altibajos de la respiración, para coexistir y apoyarse mutuamente.

Momentos de exploración

Elige hoy tres pequeños cambios que te propongas hacer durante el resto del programa: meditar y otras dos cosas más. (Si van con tu estilo de vida, espero que las sigas haciendo, aunque este compromiso solo es para los ocho días restantes.)

La palabra clave es *pequeño*. Proponerte hacer pequeños cambios hará que puedas cumplirlos. Escribe en tu diario frases con este formato: «Voy a _____».

Aquí tienes algunas sugerencias:

- Beber dos vasos más de agua al día.
- Hacer yoga esta semana al menos una vez durante treinta minutos.
- Levantarme del escritorio cada hora.
- Salir esta semana tres veces a caminar durante veinte minutos.

Proponte cosas sencillas y posibles, pero concretas. Estás intentando fortalecer el músculo de tu compromiso para alcanzar tus objetivos.

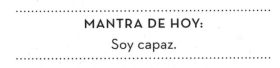

MANTRA DE HOY:

Soy capaz.

Toma de conciencia

Hoy intenta centrarte en alcanzar los tres objetivos que te has fijado. Ya has alcanzado el primero: meditar. Ahora te quedan dos más antes de que finalice el día.

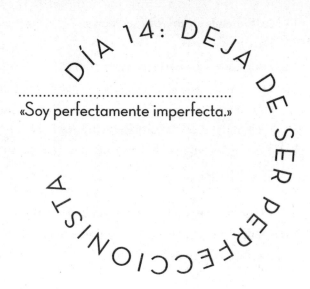

DÍA 14: DEJA DE SER PERFECCIONISTA

«Soy perfectamente imperfecta.»

Como humanos, nos resulta mucho más fácil ver nuestros defectos que nuestras virtudes. Lo cierto es que todos tenemos imperfecciones. Incluso las modelos y las famosas, retocadas, tienen una larga lista de defectos, tanto visibles como camuflados con gran maña. Pero nuestras imperfecciones son lo que nos hace humanos. Sin ellas no seríamos más que robots. Seríamos todos iguales. Tendríamos la misma nariz perfecta, el mismo cutis perfecto, el mismo trasero perfecto, y viviríamos sintiendo una felicidad perfecta. Pero en este caso la vida sería muy aburrida. Aunque obtuviéramos el cuerpo perfecto, el cabello perfecto y la personalidad perfecta, debajo de esta perfección superficial siempre seguiría habiendo problemas.

Nuestras imperfecciones son nuestra humanidad, son nuestro modo de conectar unos con otros. Todos las hemos experimentado cuando las cosas se ponen difíciles. En esos momentos bajamos la guardia y somos capaces de conectar más profundamente con las personas que nos rodean y de gozar con los amigos o los seres queridos. Estas imperfecciones nos mueven a conectar, a aceptar la humanidad del otro. Es lo que le da sentido y profundidad a nuestra vida.

Sabiendo esto, ¿puedes ver tus defectos como imperfecciones que te hacen ser perfectamente imperfecta? ¿Y como una parte de lo que te permite conectar más con el mundo que te rodea? ¿Tanto si se trata de tus pecas, celulitis o cartucheras, o simplemente de tu personalidad peculiar? ¿De esa risa bobalicona o de tus dientes separados?

Por más que yo quiera arreglar o camuflar mis supuestas imperfecciones, me alegra saber que mis defectos pueden ser mis virtudes. Cuanta más luz arroje sobre mi defecto o imperfección, menos me torturará. Nunca seré perfecta, pero lo que sí puedo hacer es aceptar cómo estos rasgos me afectan ahora y decidir adquirir nuevos hábitos mentales para vivir siendo consciente de esta oscuridad. Así veré claramente lo que es real.

Estoy segura de que has oído el antiguo refrán «No puedes amar a nadie hasta quererte». Pero yo creo que es un mito lo de que debas quererte, al menos en el sentido al que se refiere. A veces el concepto de quererte parece tan forzado que te resulta imposible hacerlo, sobre todo justo después de una pérdida o de un fracaso difícil de soportar. Si hurgamos levemente en la cuestión descubriremos que cuando tenemos la autoestima por los suelos incluso nos resulta imposible querernos un poco. Recuerdo que de pequeña sufrí mucho porque los niños de mi edad se ensañaban burlándose de mí y además siempre quería complacer a mis padres. De adulta, en los momentos en que me sentía una fracasada, descubrí que era la misma sensación deprimente que me invadía de niña. Todas las sensaciones físicas y las reacciones interiores eran las mismas. Cuando vi que mi sufrimiento siempre reflejaba algo que me hacía sentir que yo no valía, pude reconocer cómo esta misma sensación surgía en mi vida actual.

Tal vez no se trata de querernos como creemos, sino de observar la sensación molesta y descubrir que por más desagradable que sea, seguimos vivos. Quizá la clave está en reconocer y observar la sensación molesta lo bastante como para que deje de mortificarnos. En reconocer que tenemos defectos y en aceptarlo. Quererte de manera sana consiste en verte tal como eres, con tus «defectos» y todo, y en aceptar que estos rasgos te humanizan y te permiten conectar más con las personas de tu entorno. El compromiso de vivir con los ojos abiertos te permite reconocer tus hábitos mentales y decidir llevar una vida que te alimente en lugar de aferrarte a un cliché de quererte para salir del paso. Vivir de esta forma elimina la ilusión de que un día todos tus problemas desaparecerán como por arte de magia. Sabes en su lugar que tienes el poder de esculpir poco a poco nuevos hábitos mentales para reemplazar los usuales. Al descubrir que este defecto o problema seguirá apareciendo en tu vida y atormentándote una y otra vez, ves cómo te afecta y puedes decidir reescribir tu historia.

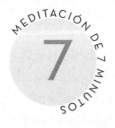

MEDITACIÓN DE 7 MINUTOS

7

Hoy visualiza tus imperfecciones. Elige una en especial que destaque para ti, ya sea física o un aspecto de tu personalidad. Tal vez tu nariz o tu barriga, o quizá tu impaciencia o tu falta de asertividad. Por ejemplo, si sientes que eres demasiado impaciente o que te enojas con demasiada rapidez, ¿por qué lo piensas? ¿Te incomoda enojarte? Si es por tu nariz o tu barriga, ¿te imaginas como sería si cada parte de tu cuerpo fuera «perfecta»? Quizá estas imperfecciones reflejan quién eres. Mientras meditas, averigua si es posible ver esta imperfección tuya como un signo de tu humanidad, de estar viva. Nota la sensación de estar viva en tu cuerpo con tu peculiar nariz, tu particular impaciencia, o sea cual sea tu rasgo inconfundible. Percibe tu capacidad para meditar sentada y seguir la respiración, independientemente de tu cuerpo o de tus imperfecciones. Advierte esta actitud de ser una observadora, cómo está relacionada con la experiencia de la vida y la sensación que te produce estar viva. Y ve esta imperfección tuya como un símbolo de tu humanidad y de tu gratitud por tu vida.

Momentos de exploración

Escribe hoy en tu diario:

1. ¿Cuáles crees que son tus imperfecciones físicas? Elige tres que destaquen. ¿En qué sentido

cambiaría tu vida si no las tuvieras y cómo sería?

2. ¿Seguirías siendo tú sin ellas? Tanto si tus imperfecciones son las pecas, la celulitis, la forma de tu nariz o las estrías que te salieron en el embarazo, medita sobre cómo han jugado un papel en moldearte. Muchas mujeres aprenden esta lección de la maternidad a medida que cambian antes y después del nacimiento de sus hijos. Se convierten en esas madrazas tan extraordinarias. ¿Podrías renunciar a ello? ¿Perder tus cartucheras? ¿Seguirías siendo tú? ¿Seguiría siendo tu vida? ¿Seguirían estando presentes todas las cosas que sabes que forman parte de tu vida?

....
MANTRA DE HOY:
Soy perfectamente imperfecta.
....

Toma de conciencia

Intenta cambiar de chip solo por hoy. Considera solo por hoy que tus imperfecciones forman parte de tu ser perfectamente imperfecto, de tu humanidad. A algunas personas les cuesta resistirse al canto de sirena de su propia negatividad, pero proponte solo por hoy aceptar tus imperfecciones como un aspecto de quien eres, un aspecto digno de ser querido. A algunas mujeres les cuesta horrores imaginarse que no detestan su vientre o sus cartucheras, pero intenta solo por hoy sentirte bien con tus imperfecciones. ¿Qué sensación te produce? Explórala a lo largo del día.

DÍA 15: VIVE TU POTENCIAL

«Me siento vital.»

Lo que más les cuesta a mis pacientes en su viaje hacia la salud es llegar a sentirse bien en su piel. La mayoría de las personas viven desconectadas de su salud innata, sufriendo dolores y molestias. Y se acaban olvidando de la sensación de bienestar, de lo que es sentirse bien en la vida, a gusto en su piel. Pero para perder peso y estar sanos debemos creer ante todo en nuestra capacidad para curarnos. En nuestra capacidad para mejorar. ¿Y si creer que podemos curarnos y adelgazar fuera lo que diera paso a la pérdida de peso? ¿Y si todo dependiera de esta creencia en sí?

Tu punto de vista, las cosas en las que decides fijarte y tu actitud hacia esta atención influyen enormemente en tu salud física. Un estudio publicado en el *Journal of Personali-*

ty and Social Psychology reveló que la salud de los participantes a los que les pedían que escribieran una vez a la semana durante nueve semanas en un diario las cosas buenas que les ofrecía la vida, mejoraba mucho más que la de los participantes que llevaban un diario de sus problemas o de distintos episodios de su vida. En conjunto, los que se fijaron en el lado bueno de la vida se sintieron más realizados y se mostraron más optimistas en cuanto a los resultados de la siguiente semana. Afirmaron tener menos molestias físicas y pasar mucho más tiempo haciendo ejercicio. Cuando los investigadores les pidieron que siguieran fijándose en los aspectos positivos de la vida durante semanas, descubrieron que al hacerlo a diario tendían a sentirse mucho más agradecidos, a ayudar al prójimo y a estar de mejor humor (usando palabras como *atento, resuelto, lleno de energía, entusiasmado, excitado, interesado, alegre y fuerte*).[42] Los investigadores llevaron a cabo otra investigación parecida con sujetos aquejados de dolor crónico y descubrieron que los participantes que tenían simplemente en cuenta las cosas buenas que les ofrecía la vida dormían más horas, estaban más contentos, se despertaban con la mente más despejada, sentían menos dolor físico y rendían más en el día a día.

¿Te imaginas vivir sin sufrir un dolor físico o emocional debilitante? ¿Sin estar limitada por tu peso corporal? ¿Sin-

42. Robert A. Emmons y Michael E. McCullough, «Counting Blessings Versus Burdens: An Experimental Investigation of Gratitude and Subjective Well-Being in Daily Live», Journal of Personality and Social Psychology 84, n.º 2, febrero del 2003, págs. 377-389.

tiéndote feliz y saludable? Piensa en hasta qué punto nuestra salud se ve afectada por los dolores y las molestias que sufrimos en la vida. Aunque te cueste o apenas te acuerdes de la sensación, intenta recordar cómo es sentirte bien. *Sobre todo* si hace mucho tiempo que no te ocurre. Tienes este conocimiento dentro de ti. No olvides que si quieres progresar debes creer en tu capacidad para curarte.

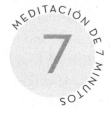

La meditación de hoy es muy sencilla, aunque te plantea el reto de imaginártelo con la mayor viveza y realidad posible. Hoy visualizarás que te sientes como una rosa.

Empieza notando en tu interior la sensación de estar de lo más saludable. Advierte cómo es sentirte llena de vida. ¿Qué sensación física te produce? ¿Qué sensación te causa el estado de tu cuerpo? ¿Cuál es la cualidad de tu cuerpo? ¿Notas esta sensación de buena salud en alguna parte en especial? Lleva la atención a esa zona e imagínate que esta sensación de buena salud se propaga por el resto de tu cuerpo.

Intenta conservar a lo largo del día la sensación de gozar de una salud excelente. Imagínatela con viveza y observa cómo te influye en tu forma de actuar, en tus interacciones. Y sobre todo, advierte en qué sentido te sientes distinta al imaginártelo a lo largo de la jornada y al terminar el día. ¿Te sientes ahora con más energía? Concluye la meditación percibiendo la sensación de tener una salud estupenda en este instante.

Momentos de exploración

Antes de llevar tu diario, piensa en tres cosas positivas, como por ejemplo el rumbo que ha tomado tu vida, tus relaciones, tu trabajo, el mundo o cualquier otra cosa. Reflexiona hoy acerca de ellas a lo largo del día.

Al igual que hicieron los participantes del primer estudio que he citado antes, imprégnate de una sensación de gratitud por todo lo bueno que te ofrece la vida.

1. Piensa en tres cosas positivas de las que vayas a disfrutar hoy. ¿Qué esperas con ilusión?

2. ¿Qué sensación te produciría sentirte hoy de lo más saludable? ¿Qué aspectos de tu vida cambiarían? Escribe con detalle cómo te sientes ahora y cómo te sentirías si estuvieras sana. ¿Qué tendrías que cambiar para sentirte así? Intenta ver lo más evidente, pero ahonda también para descubrir varios aspectos sutiles. ¿Cómo te sientes en tu propia piel? ¿Cómo le afecta a tu cuerpo tu forma de actuar? ¿Cómo conectas con las personas de tu entorno?

....

MANTRA DE HOY:
Me siento vital.

....

Toma de conciencia

Conecta durante un momento con la sensación de sentirte de lo más saludable o visualízala, al menos tres veces a lo largo del día. Si lo deseas, activa el despertador del móvil para que te lo recuerde y cuando lleguen esos momentos, cierra los ojos y conecta con tu sensación de vitalidad. Pregúntate: *¿Qué sensación me produce estar sana en este momento? ¿Estar viva?*

Esta noche, antes de acostarte, recuerda tres cosas positivas de la jornada. Repite este proceso cada día y cada noche, durante los seis días restantes del programa.

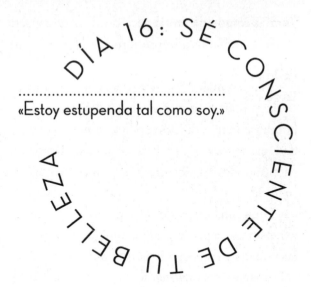

DÍA 16: SÉ CONSCIENTE DE TU BELLEZA

«Estoy estupenda tal como soy.»

A veces cuando nos encontramos en esta etapa de un nuevo programa, es fácil sentirnos estancadas. En cuanto empezamos a hacer algunos progresos, queremos tener el increíble aspecto con el que nos imaginamos. Y cuando la realidad no coincide con nuestras expectativas poco realistas, en lugar de vernos con objetividad y reconocer lo lejos que hemos llegado, no vemos más que defectos. Pero tu belleza natural siempre está en ti, marque lo que marque la báscula.

Es fácil compararte con imágenes de otras mujeres y querer siempre mejorar. Si las usas de manera sana, pueden motivarte a hacer cambios positivos. Pero no olvides que hay una línea muy fina entre motivarte con estas imágenes y verlas como una orden para cambiar de aspecto. ¿En qué etapa te ha dado la impresión de que para sentirte guapa debías cambiar ciertas cosas de ti?

Muchas mujeres siguen una rutina matutina de belleza: se maquillan, se arreglan el cabello, eligen la ropa que se pondrán. Pero esta rutina puede convertirse en una necesidad, en *algo que debemos hacer* para sentirnos presentables en el mundo. Ni siquiera nos planteamos salir de casa sin seguirla.

Hubo una etapa de mi vida en la que me pirraban las extensiones de pestañas. Una amiga me convenció para que las probara y empecé a ir a un salón de belleza donde me las aplicaban profesionalmente; te duraban un mes en buen estado.

La primera vez que las llevé, me quedé alucinada. Me encantó cómo me quedaban y lo prácticas que eran. Al levantarme por la mañana era como si ¡ya estuviera maquillada! Pero al cabo de un tiempo, cuando se me empezaron a caer, me sentía como si me faltara algo. Me veía obligada a ir cada varias semanas al salón de belleza para que me las retocaran.

Después de ir varias veces al salón de belleza, acabé dependiendo de las extensiones de pestañas. Si no las llevaba, no me sentía guapa. Y cada vez que se me empezaban a caer me decía: *¡Oh, qué apagados se me ven los ojos!* El maquillaje también puede tener este efecto, te acostumbras al aspecto que te da y llega un punto en el que «no te reconoces» si no lo llevas. Y si no te maquillas, tal vez te haya pasado algo parecido con la ropa. O con el peinado. Hay ciertos rituales de los que acabamos dependiendo para enfrentarnos al mundo.

Sin embargo, todos tenemos una belleza natural que, aunque se manifieste en el exterior, nos sale de dentro. Tal vez sea una sonrisa bonita, una piel luminosa, unos dientes blancos, unas piernas torneadas, unos ojos claros. Todos tenemos algún aspecto de nuestro cuerpo que irradia una belleza natural de un modo inconfundible. Pero hay una fina línea entre realzar nuestra belleza y querer llamar la atención. ¿Dónde está el límite?

No estoy sugiriendo que la respuesta sea dejar de ponerte guapa. Sin embargo, no creo que sea bueno llegar al extremo de no querer salir de casa si no vas maquillada. ¿Quién ha tomado esta decisión? ¿Debes seguirla a rajatabla? Tenemos demasiadas expectativas sobre la necesidad de desempeñar ciertos papeles en nuestra vida. ¿Cómo sabemos que son válidos?

Yo no puedo afirmar que no vuelva a ponerme extensiones de pestañas nunca más. Ni tampoco tengo que convertirme en una hippie, dejar de depilarme, ir siempre con la cara al natural y usar solo ropa de algodón puro. Me encanta mi ropa y mis alhajas. Me encanta la moda. Para mí la moda es también un arte. Pero llegar al punto de no sentirnos presentables sin estas rutinas nos puede hacer sentir un poco vacías por dentro.

Hoy observa con más atención tu rutina de belleza y descubre si se ha convertido en una obligación, en algo que *necesitas* para sentirte presentable en el mundo. Ve estos rituales como otra forma de complicarte la vida, como otra forma de acabar ocultando tu belleza natural. ¿Puedes darte cuenta de cómo influye en tu vida no ser consciente de tu belleza natural? ¿Eres capaz de ver con objetividad tanto tu belleza natural como a ti misma para descubrir hasta qué punto has progresado no solo en cuanto a tu aspecto sino también en tu forma de pensar?

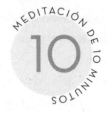 Adopta la postura de meditación y obsérvate durante unos momentos. Mientras meditas, percibe los cambios en tu capacidad para permanecer sentada y lo que has estado sintiendo hasta ahora. Sé consciente de estar advirtiendo tu experiencia interior.

Observa ahora cómo te percibes en el mundo y analízate. ¿Cómo te ves? ¿Cómo te comportas? ¿Qué mensaje te transmite sobre la idea que tienes de tu belleza?

Céntrate a continuación en tu belleza natural, piensa en las partes más atractivas de tu cuerpo de las que más orgullosa estás. Tal vez sea la brillantez de tu pelo, la suavidad de tu piel, el brillo de tus ojos, incluso la forma de tus pies. Nota cómo te sientes al apreciar tus atractivos naturales. Visualiza ahora en qué sentido te comportarás de distinta manera al percibir tu singular belleza natural. Advierte cómo actuarás de distinta forma a lo largo del día al ser consciente de ella.

Vuelve a seguir la respiración y averigua si tu experiencia interior ha cambiado. Sigue siendo consciente de tu cuerpo mientras observas la respiración. Cuando suene la alarma del temporizador, empieza enseguida a escribir en tu diario.

Momentos de exploración

Reflexiona sobre las siguientes preguntas:

1. Escribe en tu diario los encantos de tu belleza natural. ¿Cuáles *crees* que son las partes más atractivas de tu cuerpo? ¿Es tu nariz, tu sonrisa, tus piernas, tus ojos, tu pelo, o algo en concreto como la longitud o la firmeza de tus piernas, tu postura o el color de tu pelo?

2. ¿Cómo escondes o aprecias estos aspectos? ¿Hay alguna forma de realzarlos de manera natural?

MANTRA DE HOY:
Estoy estupenda tal como soy.

Toma de conciencia

El reto de hoy consiste en pensar en una o dos formas con las que realzar de manera natural las partes más atractivas de tu cuerpo, como bebiendo más agua, cepillándote el pelo hasta que te brille o tomando un baño relajante con aceites esenciales, unas opciones totalmente distintas a las de tu rutina habitual. También me gustaría que te cuestionases cualquier rutina tuya que sugiera que *debas ponerte* ciertas cosas —ropa, alhajas, maquillaje— para verte guapa.

Creo que las mujeres nos identificamos más con la idea de ponernos ciertas cosas para estar más guapas que con la de quitárnoslas para revelar nuestra belleza natural. Por ejemplo, quizá una de tus rutinas sea ponerte por la noche crema para el contorno de los ojos. Tal vez te digas: *Si no me pongo esta crema, la piel de los ojos se me llenará de arruguitas.* O: *Me gustan mis ojos, pero si no me pongo la crema de contorno de ojos por la noche y no me maquillo cada día, la gente me verá diferente.*

Nos aplicamos un montón de cremas en la piel por los anuncios que nos aseguran: «Ponte este producto para tener una piel fresca y luminosa; de lo contrario, se te envejecerá». Mientras compramos cremas y maquillaje, también estamos comprando la idea: *Me pondré estas cosas para estar guapa.* Pero si aceptamos estos mensajes subliminales, ¿qué nos están diciendo acerca de nosotras? ¿Y cómo nos hace sentir al quitárnoslas al final del día?

Mi afición por las extensiones de pestañas lo ilustra a la perfección. En un momento de mi vida necesitaba llevarlas para sentirme «guapa». Las extensiones de pestañas *son* bonitas y divertidas, y no pasaba nada por usarlas, hasta que vi que las necesitaba para sentirme guapa y empecé a analizar qué era lo que esta necesidad me estaba diciendo de lo que había debajo de las pestañas. ¿Qué rutina te hace sentir que necesitas algo más —zapatos de tacón, perfumes de diseño, teñirte el pelo, crema para el contorno facial, autobronceador en espray— para estar guapa?

Hoy intenta saltarte esta rutina. La actitud de «dejar» de ponerte algo no tiene por qué ser extrema, no es necesario que vayas a trabajar sin una pizca de maquillaje o sin arreglarte el pelo. Tómatelo simplemente como un cambio de chip para ver que tu forma de presentarte en el mundo también envía unos mensajes subconscientes sobre si crees en tu belleza natural. Tal vez tu mayor atractivo está en tu piel o en tu sonrisa y no en la capa de maquillaje que te pones cada día. Quizá hoy no hace falta que te alises el pelo, te maquilles las cejas o lleves zapatos de tacón. Tal vez podrías ponerte una ropa más informal y apreciar en su lugar tu bella sonrisa.

¿Cómo puedes hoy realzar tu belleza natural?

DÍA 17: AMA TU CUERPO

....
«Soy sexi.»

Ayer hablé acerca de ver y celebrar tu belleza natural. Hoy hablaré de tu lado sexi, de algo que todas las mujeres tenemos, sea cual sea nuestra edad o nuestro estado civil.

Tu lado sexi se manifiesta en muchos aspectos de tu vida. Ser capaz de conectar con tu *sex appeal* no solo te hace sentir segura de ti misma, sino que además mejora tu relación con tu pareja e incluso tu salud física. Las sustancias químicas que liberas mientras practicas el sexo —como las endorfinas y la oxitocina— no solo te hacen sentir fantástica y eufórica, sino que también te ayudan a evitar ciertas enfermedades crónicas e incluso a vivir más años.

Todas pasamos por momentos en los que nos cuesta sentirnos sexis. La libido varía a lo largo de un mes por las fluctuaciones hormonales. Pero yo me estoy refiriendo a algo mucho más importante. Nos acostumbramos a vivir con nosotras mismas hasta tal punto que a veces nos cuesta recordar nuestros propios encantos y atractivos. A los hombres no les ocurre tanto, pero nosotras podemos desconectar de nuestro cuerpo y olvidarnos de nuestro lado sexi. A algunas mujeres les resulta mucho más fácil sentirse sexis que a otras.

Hoy recuerda que sentirte sexi no tiene nada que ver con tu cuerpo, sino que más bien es una sensación que se refleja en tu mirada, en tu forma de moverte y de tratar a la gente. Sentirte sexi es muy distinto de coquetear, aunque muchas mujeres se confundan en este sentido. La sensualidad es una sensación muy placentera y sexual que irradiamos; en cambio, el coqueteo es esperar que la otra persona responda a nuestras insinuaciones.

¿Te ha ocurrido alguna vez que has conocido a una mujer muy guapa y con el tiempo has descubierto que como persona deja mucho que desear? De pronto la ves con otros ojos, te empieza a parecer fea.

Y también quizá hayas conocido a un hombre que al principio no te parecía nada del otro mundo, pero al ir viendo su personalidad y lo mucho que conectabais y congeniabais, has acabado descubriendo su lado increíblemente sexi. Su rostro, todo él te parece irresistiblemente atractivo.

Nuestro lado sexi se refleja en nuestra seguridad y en nuestra forma de andar. En nuestras pausas y risas. En la luminosidad de nuestra piel. En la calidez de nuestra sonrisa. El *sex appeal* no es más que nuestro modo de proceder y de conectar con los demás y con nosotras mismas.

La mayor parte de mi vida he estado viéndome como una friqui, sentada en un rincón con la nariz pegada a un libro sin considerarme una chica sexi para nada. Sabía sin lugar a dudas que ser sexi no era lo mío. Pero de pronto empecé a trabajar con la diseñadora de ropa Kira Karmazin y con su línea maravillosa y glamurosa de prendas de yoga KiraGrace. Cuando Kira fundó su negocio de ropa ya llevaba mucho tiempo siendo alumna mía. Me encantaba su ropa de yoga, y cuando me pidió si quería modelarla, accedí gustosa.

La primera vez que me presenté a una sesión fotográfica me sentí muy violenta e incómoda. *No* tenía idea de lo que estaba haciendo, ¡no era una modelo! Pero como no quería decepcionarla, intenté hacerlo lo mejor posible.

De algún modo, después de varias sesiones y de recibir un montón de ánimos de su equipo, me sentí más natural y relajada. Empecé a pasármelo bien. Y ahora, al cabo de varios años, al mirar atrás me doy cuenta de que las fotografías actuales no tienen nada que ver con las de mi primera sesión, y este descubrimiento me fascina. No es solo mi aspecto físico lo que ha cambiado, sino que además posar de manera sexi para las sesiones fotográficas de Kira me ha obligado a salir de mi zona de confort. Cuando veía las fotos me sentía fatal, siempre he odiado mis grandes mejillas. Pero a medida que fui aceptando la sensualidad que transmitía cuando empecé a creer en mi belleza interior, las fotografías cambiaron muchísimo.

¿Hasta qué punto lo que vemos como sexi en los medios de comunicación no es más que el reflejo de la seguridad de la modelo? Ahora veo claramente que cuando modelo la ropa de yoga me siento mucho más cómoda y segura; he aprendido a encarnar mi belleza personal de un modo que se refleja como sexi, a pesar de todos mis hábitos de friqui.

Ser sexi es creer en ti, es la seguridad que irradias cuando aprendes a confiar en tu atractivo y en tu belleza natural. Pero en muchos sentidos hacemos todo lo posible por no serlo creyendo que es inadecuado. Si tienes una profesión o eres madre, está bien ser un poco sexi, pero la sociedad nos obliga sutilmente a no mostrar este lado nuestro, sobre todo si tenemos pareja o estamos casadas. Sin embargo, creo que mostrar nuestro lado sexi es una parte muy importante de nuestra salud física y emocional, tenemos que conectar con él y encarnarlo sin sentirnos avergonzadas ni coartadas.

Cuando observo ahora las fotos en las que aparezco modelando ropa de yoga, veo con mucha más claridad que cualquier otra persona corriente lo distintas que son las más recientes de las primeras. Pero agradezco mucho esas fotos antiguas, porque me muestran hasta qué punto las personas de mi entorno pueden ver y presenciar lo cómoda que ahora me siento con mi lado sexi. Han hecho tangible lo intangible. Y ahora estoy deseando ayudarte a asumir tu propia belleza y tu *sex appeal*.

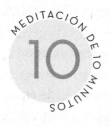

MEDITACIÓN DE 10 MINUTOS

Empieza observando la respiración, la experiencia de estar respirando. Cuando tu mente esté en calma, medita sobre la sensación de ser sexi e imagínate que lo eres. Encarna de verdad este lado tuyo. ¿Cómo es esta sensación? ¿Cómo te sientes al visualizarte como una mujer sexi? ¿Te cuesta incluso visualizarlo? ¿Cómo te sientes en tu cuerpo al ser consciente de ello?

Percibe ahora la experiencia de ser sexi como una prolongación de la belleza natural de la que hablé ayer, pero hazlo con una sensación de confianza. Nota cómo al creer en tu belleza natural y en tu inteligencia innata aparece esta cualidad sexi que te sale de dentro. Al advertirlo, ¿ha cambiado cómo te relacionas con tu cuerpo? Ahora que transmites esta clase de confianza, ¿te relacionas con los demás de distinta manera?

Mientras sigues observando la respiración y meditando, sé consciente de la sensación de ser sexi. De la forma y suavidad de tu cuerpo y de lo que sientes en él al contemplar la importancia de este estado mental.

Momentos de exploración

Profundiza hoy un poco más en tu diario en la idea de ser sexi:

1. ¿Cómo puedes ser sexi, ya sea a través de tu mirada, tu ropa, tu forma de hablar o de conec-

tar con los demás? ¿De tu sonrisa? ¿Del resplandor que emanas? ¿Cómo puedes aceptar esta sensación esencial de sentirte sexi? ¿Cómo puedes reconocer tu lado sexi sin tener que coquetear, siendo simplemente consciente de él, con seguridad, para hacerlo tuyo?

2. Lee las respuestas que has escrito y considéralas. ¿Dependen de otras personas? ¿Cómo puedes distinguir la sensación de ser sexi de intentar llamar la atención? ¿Cómo puedes desconectarla totalmente de cómo el mundo que te rodea ve las cosas o piensa? Percibe simplemente la sensación de sentirte sexi desde tu punto de vista.

....

MANTRA DE HOY:
Soy sexi.
....

Toma de conciencia

Visualízate hoy como una mujer sexi. A algunas mujeres les resultará fácil hacerlo, pero para las que tienden a fijarse en sus defectos en lugar de en sus virtudes, les planteará todo un reto, ya que no ven lo sexis que son de manera natural. Ponte algo que te lo recuerde, pero no lo hagas cubriéndote con una tonelada de maquillaje sino en tu forma de vivir en tu cuerpo, de hablar y de actuar con confianza. Tal vez incluso maquíllate menos (o ve natural) y descubre si puedes irradiar tu belleza interior a través de tu sonrisa, tu conversación, tu fulgor y tus ganas de vivir. ¿Cómo te comportas de distinta manera cuando te sientes sexi? ¿Puedes sentirte sexi hoy sin tener que ocultar nada?

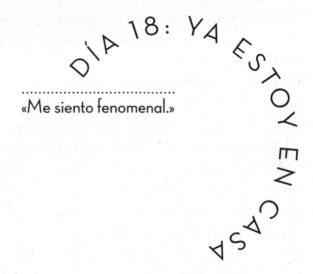

DÍA 18: YA ESTOY EN CASA

«Me siento fenomenal.»

¿Te acuerdas de Leslie, la mujer que aparece en el capítulo uno? Era muy disciplinada y entregada. Había hecho todo lo imaginable para perder peso, pero nada le funcionaba, hasta que empezó a meditar y se vio como una mujer más delgada. Esta imagen abrió una vía en su cuerpo y en su mente para hacerla realidad.

Uno de los problemas de perder peso es que tu cerebro debe ser capaz de visualizarte con un peso saludable antes de que tu cuerpo lo consiga. En cuanto llevamos un tiempo teniendo exceso de peso, nos cuesta horrores vernos con un peso saludable o incluso imaginarnos cómo nos sentiríamos con él. Nos olvidamos de cómo es sentirnos a gusto en nuestra piel, movernos con soltura y comodidad en la vida.

Pero en cuanto conseguimos visualizarlo, el sistema nervioso se pone a trabajar para intentar crearlo, como el aforismo «Creer es poder».

Los estudios demuestran que en cuanto visualizas una meta y *crees* que la alcanzarás, aprendes a cambiar tu forma de actuar, consciente o inconscientemente, para crear esta realidad. Un análisis reciente de sesenta y seis estudios realizados para establecer cómo nos imaginamos nuestros objetivos y los planes que hacemos para alcanzarlos reveló que esta «teoría de la conducta planeada» es muy positiva ante muchos retos de la vida, reduciendo la conducta social indeseable, la adicción al alcohol, la conducción temeraria y el consumo de azúcar.[43] Otro estudio demostró que simplemente planificar comer más fruta y verduras hizo que los estudiantes universitarios del primer año consumieran un 40 por ciento más de este tipo de alimentos que al inicio del estudio.[44]

Hoy te centrarás en algo muy sencillo. Si lo que te propones es adelgazar, te visualizarás con un peso saludable. Creo que es crucial para un cambio duradero. Para lograr tu objetivo tu cerebro tiene que visualizar una imagen creí-

43. Evon Mankarious y Emily Kothe, «A Meta-Analysis of the Effects of Measuring Theory of Planned Behaviour Constructs on Behaviour Within Prospective Studies», *Health Psychology Review* 9, n.º 2, junio del 2015, págs. 190-204.

44. Jennifer R. Tomasone, Natasha Meikle y Steven R. Bray, «Intentions and Trait Self-Control Predict Fruit and Vegetable Consumption During the Transition to First-Year University», *Journal of American College Health* 63, n.º 3, 2015, págs. 172-179.

ble de ti haciéndolo realidad. Quiero que aprendas a ver que eres capaz de estar saludable, alcanzar un peso normal y encarnar el concepto de volver a tu hogar.

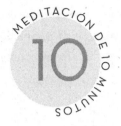

La meditación de hoy consiste en verte con un peso saludable y es probablemente una de las meditaciones fundamentales que he estado usando con mis pacientes a lo largo de los años.

Después de adoptar una postura cómoda de meditación, sigue tu respiración. Advierte lo que sientes en el contorno de tu cuerpo, tu vientre, tus caderas y tus piernas. Céntrate ahora en crear esta imagen tuya con un peso saludable.

¿Qué sensación te produce en concreto? Averigua si puedes imaginarte en tu mente con este peso. (Quizá te cueste, pero intenta imaginártelo lo mejor posible.) ¿Cómo es esta imagen? Percibe las sensaciones que te produce este cuerpo saludable, visualiza cómo te moverías con este cuerpo. ¿Caminarías o te comportarías de otra forma? ¿Qué sensación te produciría incluso algo tan sencillo como entrar y salir de tu coche? ¿Sería distinto tu modo de levantarte de la cama? ¿Te caería la ropa de otra forma? Advierte cómo actuarías a lo largo de la jornada. ¿Hablarías de otro modo? ¿Interactuarías de distinta manera? ¿Cómo se sentiría tu cuerpo a lo largo del día?

Imagínate a lo largo de la jornada, tanto si estás leyendo esto por la noche y piensas en el día siguiente como si lo lees esta mañana y piensas en la jornada que te espera. Visualízalo con todo detalle, pero advierte cualquier cosa que te produzca una sensación distinta. ¿Cómo te sientas ante el escritorio? ¿Cómo caminas? ¿Cómo permaneces de pie? Intenta visualizarlo con la mayor viveza posible. Vuelve ahora a seguir la respiración y mantén el recuerdo de todas estas cualidades en tu cuerpo. Conserva esta imagen en tu mente a lo largo del día.

Momentos de exploración

La tarea de hoy del diario te ayudará a cristalizar esta imagen y a conservarla para hacerla realidad.

1. En cuanto hayas creado la imagen en tu cabeza, pregúntate: *¿Qué siento al vivir con esta imagen saludable de mi cuerpo?* Además de visualizarla, imagínate cómo es moverte a lo largo del día con este cuerpo.

2. Escribe todos los cambios positivos que sientas —en tu cuerpo, mente, grado de estrés, salud física, relaciones, éxito laboral—, en todos los aspectos de tu vida.

....

MANTRA DE HOY:

Me siento fenomenal.

....

Toma de conciencia

Evoca esta imagen a lo largo del día al menos tres veces. Retenla en tu cabeza solo unos momentos, cierra los ojos y sé consciente de lo que sientes al vivir con esta imagen saludable de tu cuerpo. Estás cambiando literalmente tu sistema nervioso y abriendo esta vía en tu mente para hacerla realidad. Cuando tu cerebro visualiza un rasgo o cualidad, tu sistema nervioso puede empezar a intentar materializarlo. Si eres incapaz de imaginarte incluso estos cambios, te resultará prácticamente imposible adelgazar o alcanzar tus objetivos en la vida. Para salirte con la tuya debes creer que lo conseguirás. Dedícate hoy a visualizar estos cambios con la mayor viveza posible.

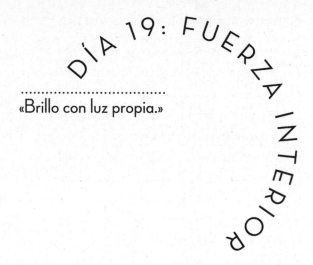

DÍA 19: FUERZA INTERIOR

«Brillo con luz propia.»

Hoy resumiré la evolución que has estado haciendo durante los últimos días. En primer lugar has observado tus «defectos» y tu potencial para estar saludable. Después has sido consciente de tu potencial para irradiar una belleza natural y ser sexi. Ayer te centraste en tu potencial para crear una imagen saludable de ti e imaginarte cómo es vivir en este cuerpo. Hoy serás consciente de la luz que despides y del potencial que emana de tu fortaleza interior, de tu carácter.

Tu carácter es la fuente de tus virtudes interiores y el que genera la luz que emites. Tanto si lo expresas en tu trabajo, en tus valores o en tu vida familiar, espiritual o creativa, la coherencia que se da entre la intención y la acción crea la integridad. Esta luz interior viene de esta integridad, de este compromiso con lo que es realmente importante para ti.

Integridad es una palabra que se pronuncia a mansalva. El diccionario la define como un estado del ser completo e indiviso. Para mí la integridad es la capacidad de ser coherentes en lo que hacemos y de armonizar nuestros actos con nuestro propósito en la vida y nuestras virtudes. Es la capacidad de hacer lo que decimos y de liderar dando ejemplo. Es un compromiso personal con lo que es importante para nosotros: ser claros en nuestro propósito y tener unas prioridades en la vida que coincidan con él.

En este mundo moderno, inconexo y disperso, ¿cómo puedes redoblar tus esfuerzos para ser una persona íntegra?

Hoy quiero que pienses en tu integridad. Consulta la lista de virtudes personales del día 11 y observa cómo estas virtudes alimentan la luz que irradias. En esta etapa del programa, ¿cuáles son las virtudes de tu personalidad y tu carácter, tanto en el trabajo como en tu vida personal? ¿Y qué efecto tienen en tu percepción de la vida? ¿Cómo puedes usarlas para conectar con el núcleo de tu ser, el reflejo de tu luz interior?

Toda mi vida ha sido muy importante para mí ser fiel a lo que me parece significativo. Tanto si es el trabajo o la familia, las numerosas responsabilidades nos empujan en muchas direcciones, pidiéndonos que desempeñemos muchos papeles distintos a la vez. Para mí la integridad es ser capaz de comprometerte con lo que es importante para ti y adaptar el resto de tu mundo alrededor de estos ideales.

Ser íntegros es comprometernos con aquello en lo que creemos, tanto si el camino que nos espera es pedregoso o fácil. Lo seguimos sin juzgar si es bueno o malo, porque esta integridad es vital para nosotros. Y hoy hablaré de mantenerte fiel a ella para encontrar la luz interior que emana de un claro propósito en la vida y de las virtudes que empezaste a conocer el día 11.

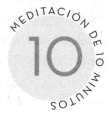

La meditación del día 19 es muy sencilla y poderosa a la vez. En ocasiones la meditación más sencilla puede suponer todo un reto. Empieza hoy siendo una observadora, como siempre haces al inicio de la sesión. Percibe las sensaciones en tu cuerpo. Advierte el ritmo natural de tu respiración y la vida que comporta. Visualiza ahora tu belleza interior como una cualidad bajo tu epidermis. Imagínate esta sensación de belleza interior saliéndote de debajo de la piel mientras se manifiesta en el brillo de tu cuerpo. Sé consciente de la luz interior que te sale de dentro creando una sensación de luminosidad en tu cuerpo. Sigue meditando en esta cualidad de la belleza interior mientras observas en quietud la respiración fluyendo de manera natural y aumentando esta luz interior.

Momentos de exploración

Vuelve hoy a centrarte en tus virtudes:

1. ¿Cuáles son tus virtudes interiores, tanto en el trabajo como en la vida? ¿Cuáles son tus habilidades? ¿Cómo se entretejen con tu personalidad y tu carácter? ¿Qué efecto tienen estas cualidades en tu percepción de la vida? ¿Cómo puedes aplicarlas en el trabajo y en otros ámbitos de tu vida?

2. Repasa tu lista de virtudes del día 11. Añádele alguna más si lo crees necesario. ¿Cómo contribuyen estas virtudes a la luz que emanas en tu aspecto físico y en tus interacciones?

....
MANTRA DE HOY:
Brillo con luz propia.
....

Toma de conciencia

He estado hablando de la belleza interior, la luminosidad y el lado sexi, y ahora lo uniré con tus singulares contribuciones en el mundo y con tu integridad.

Observa a lo largo del día cómo tus virtudes interiores alimentan la luz que te sale de dentro. Sé consciente de cómo interactúas y hablas, de la confianza que emanas, de tu sensación de integridad y de cómo le transmite tu luz interior al mundo. Nota cómo al centrarte en la integridad aumenta tu estado de presencia, tu autoconfianza y tu capacidad para conectar con los demás.

Reflexiona en cómo tu belleza exterior también emana de tus virtudes personales. Muchas mujeres sienten un gran alivio al ver que la belleza exterior no depende del peso corporal, del maquillaje ni de los encantos físicos, sino del carácter personal y de la integridad.

Tenlo en cuenta tanto en el trabajo como en la vida familiar. ¿Cómo das ejemplo de ello en tu vida? Si tienes hijos, te estarán observando constantemente. ¿Cómo eres un modelo de integridad para ellos en cualquier momento del día? ¿Cómo tu integridad y tu luz interior te ayudan a no perder de vista tus objetivos y a seguir dando los pasos para conseguir un peso saludable?

Observa cómo tus virtudes interiores alimentan hoy tu luz interna.

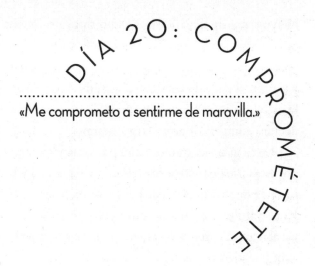

DÍA 20: COMPROMÉTETE

«Me comprometo a sentirme de maravilla.»

Nuestra salud está cambiando constantemente. No hay dos momentos en los que las células del cuerpo sean exactamente las mismas. Esta chocante realidad tiene sus ventajas y sus desventajas.

Ventajas: podemos cambiar.

Desventajas: estos cambios podrían ser negativos.

Como es natural, debemos cuidarnos la salud e ir haciendo pequeños ajustes para mantenerla. Pero la ventaja es que en cualquier momento puedes hacer este cambio en la dirección deseada.

Comprométete hoy a cuidarte la salud, ya que es esencial para estar saludable. Este compromiso no solo consiste en hacer los 21 días del programa hasta el final, sino también en seguir llevándolo a cabo durante mucho tiempo para mantenerte sana. Tu salud no es un estado fijo, es un proceso que se va creando en tu vida con el paso de los años y no con el paso de los días o las semanas. Al fin y al cabo, la salud no es más que una serie de pequeños hábitos que decides adquirir durante largo tiempo.

En tu vida siempre se están produciendo cambios. Siempre estás cabalgando la ola entre la vida actual y la futura, y tu tabla de surf es la capacidad para manejar estos cambios. El mindfulness es una herramienta que te ayuda a afrontarlos con más estabilidad y constancia. Te ayuda a prestar atención y a advertir cuándo las cosas se empiezan a torcer. El mindfulness te permite cambiar de enfoque al estar atenta, a ver la relación que mantienes con la comida, el ejercicio físico o con el cuerpo. Para seguir un programa de salud lo único que necesitas es comprometerte a prestar atención y ver que puedes fijarte en cualquier cosa en cualquier momento. Tanto si decides ser más consciente de tu salud física, dieta y ejercicio físico, de tu salud mental, tu salud espiritual o de tu actitud y punto de vista, o sea lo que sea, la cuestión es que siempre estás prestando atención. Aunque hayas seguido este programa de 21 días y decidas «dejarlo» al final, siempre puedes volver a ti a través del mindfulness y seguir el proceso de ir perfeccionando los distintos aspectos de tu vida.

Muchos libros sobre dietas y salud hablan de determinados alimentos que necesitas tomar para adelgazar o estar saludable. O del ejercicio físico que debes hacer. Pero observa en su lugar cómo las distintas clases de alimentos te hacen *sentir*. Cómo las distintas clases de ejercicio te hacen *sentir.* Sé consciente de que algunas te influyen positiva-mente y otras negativamente. No hay nadie, tanto si se tra-ta de un médico, un investigador, un nutricionista o un profesor de yoga, que tenga un plan perfecto de ejercicio físico que le vaya bien a todo el mundo. Pero el mindfulness es la herramienta universal que te permite escoger y elegir, ver qué es lo más indicado para ti a la larga.

¿Es bueno para ti llevar una dieta severa a base de jugo de kale o de agua con zumo de limón, o empezar un ayuno? ¿Es mejor seguir una determinada dieta o reducir ciertos alimentos? ¿Es preferible optar por aquello que te hace sen-tir mejor y seguir por el buen camino? Esto es lo que el mindfulness hace: te ayuda a ir creando tu buena salud al observar cómo te sientes *después* de elegir algo para que la próxima vez tomes una mejor decisión si es necesario.

Tu metabolismo refleja tu salud. Mientras los sistemas de tu organismo se empiezan a resetear, tu metabolismo vuelve a encontrar el equilibrio, por lo que recuperas la lu-minosidad perdida. Y el mindfulness también te ayuda a conectar con la parte más importante de todas: cómo te sientes. Tu aspecto no solo depende de tu salud física, sino también de tu salud mental y anímica: *¿Cómo veo el mundo?* *¿Cómo me veo a mí misma? ¿Cómo me siento en mi cuerpo?* *¿Cómo me siento en mi entorno? ¿Cómo me siento en mis inte-racciones con los demás?* Cómo te sientes influye en tus reac-ciones y decisiones relacionadas con todos estos aspectos, haciéndote entrar en una espiral negativa de enfermedades, atrofia muscular y más tejido adiposo, o en una espiral po-sitiva de vitalidad y tejido magro y saludable.

Hoy, mientras te acercas al final del primer ciclo de «Medita tu peso», quiero animarte a seguirlo aunque finalice mañana. Si te comprometes a vivir con atención plena, todos tus problemas relacionados con el peso desaparecerán de manera natural.

El secreto, y una de las cosas más importantes y difíciles de hacer, está en aplicar el mindfulness sin juzgar. A veces nuestros juicios nos enturbian la razón y acabamos viendo las cosas a través de unos cristales que lo distorsionan todo. Lo que debes hacer es limpiarlos bien para ver claramente qué es lo que te afecta y cómo te afecta. En lugar de decirte: *¡Oh, esto o aquello es malo para mí!*, o *No debo nunca comer esto*, o *debo siempre comer aquello*, presta atención a lo que es bueno o malo para *ti*. El mindfulness siempre te guiará de vuelta a tu hogar.

La meditación también te ayuda a vivir con moderación para disfrutar mejor sin poner en peligro tu progreso. Si quieres estar sana y vital, necesitas tener tiempo libre para gozar de tu vida. Aunque esto no significa que salgas a todas horas y te atiborres de pasteles en el desayuno, la comida y la cena, sino que pasas un tiempo divirtiéndote con los amigos. El mindfulness te ayuda a ver el beneficio mental y espiritual de disfrutar de la vida. A manejar el aspecto más difícil de la moderación: los autorreproches que nos hacemos cuando salimos a divertirnos y saber cuándo ha llegado el momento de decir basta. El mindfulness te ayuda a recordar que hay un momento para salir y ser sociable y otro para mirar en tu interior y observar tu salud. Tal vez te pases las vacaciones divirtiéndote ruidosamente con los amigos, pero después (o incluso en un momento vacacional) puedes volver al estado de mindfulness y observar cómo comes, te mueves y vives para recuperar el equilibrio. Esta toma de conciencia te permite ver lo que más te conviene en cada momento.

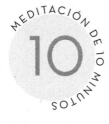

La meditación de hoy consiste en proponerte llevar una vida sana. Empieza observando lo que has estado haciendo. Céntrate ahora en ver la salud como un proceso de equilibrio. Siente el peso de las piernas y la pelvis enraizándote en el suelo y la sensación de estabilidad que crea a nivel físico y mental. Nota el contacto con la tierra que te sostiene y la sensación de fuerza y estructura que genera la parte inferior de tu cuerpo.

Advierte la liviandad de la parte superior del cuerpo. Siente la cabeza y luego la caja torácica elevándose ligeramente, dándole a tu torso la sensación de flexibilidad y adaptabilidad. Percibe cómo la liviandad y la flexibilidad de la parte superior del cuerpo se equilibran con la fuerza y la estabilidad de la parte inferior. Sé consciente de que eres capaz de crear este equilibrio simplemente advirtiendo esta experiencia en tu cuerpo. La experiencia de estas dos partes opuestas te muestra que eres capaz de encontrar el equilibrio y la estabilidad en la vida y de comprometerte a algo siendo flexible al mismo tiempo.

Momentos de exploración

Escribe hoy en tu diario:

1. Un cambio sencillo que te propongas hacer durante los próximos 30 días. Si lo prefieres, puede ser uno que te hayas propuesto en el programa. Aquí tienes varios consejos para ayudarte a elegirlo: ¿qué cambios has hecho en las últimas tres semanas que te hayan salido redondos? ¿Te ha ayudado el mindfulness a ver que te encuentras mejor cuando tomas más proteínas en el desayuno? ¿O correr no te acaba de convencer y prefieres hacer dos o tres clases de yoga a la semana? ¿O te has dado cuenta de que te cuesta mucho no verte gorda? Quizá decidas comprometerte, durante los 30 días siguientes, a volver al día 18 y repetir la visualización durante un mes hasta lograr imaginarte delgada sin ningún problema.

   Advertencia: no te digas algo como: *Durante un mes comeré más saludablemente*. El compromiso debe ser claro y concreto. Elegir una cosa y convertirla en tu prioridad durante los próximos 30 días te permite hacer un gran progreso y entrenar el cerebro para crear un cambio de lo más impactante y convertirlo en un hábito.

2. Escribe tus objetivos para este año, los próximos cinco años, los próximos diez años. Fíjate metas que tengan que ver con el trabajo, la familia, la salud y otros aspectos de tu vida. Tal vez sean castillos en el aire, pero lo importante es que las escribas.

3. Vuelve a leer tu compromiso para los 30 días siguientes. ¿Qué te parecerá este compromiso al cabo de un mes? ¿Un año? ¿Diez años? ¿Cambiará cuando haya pasado este tiempo? ¿Cómo compaginarás tus prioridades cotidianas con las metas que te has fijado? ¿En qué emplearás tu tiempo basándote en estas prioridades?

··

MANTRA DE HOY:
Me comprometo a sentirme
de maravilla.

··

Toma de conciencia

Hoy observa a qué dedicas tu tiempo y cómo lo haces con relación a tu compromiso para los próximos 30 días y tus otras metas a largo plazo. Advierte en qué lo empleas normalmente y aprovéchalo bien. No olvides que tu salud es importante para ti y para los tuyos. Piensa qué harás para que te resulte más fácil comprometerte con el proceso de estar saludable, convirtiéndolo en una prioridad, sabiendo que es un proceso constante a largo plazo y no un objetivo del que te puedas olvidar una vez que lo hayas alcanzado.

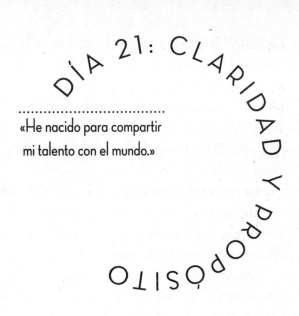

DÍA 21: CLARIDAD Y PROPÓSITO

«He nacido para compartir
mi talento con el mundo.»

Cada uno nacemos con una serie de habilidades singulares y un carácter único, con virtudes y limitaciones, y cada cual está destinado a contribuir en este mundo a su propia manera. Tal vez no tengamos claro cuál es exactamente y puede que cambie con el tiempo, pero cada uno tenemos un propósito en la vida. En cuanto aceptas esta verdad y empiezas a vivir basándote en ella, las distracciones de tu vida te parecerán secundarias. Empezarás a ver la meta más importante de una salud radiante como una ofrenda al mundo por los dones que has recibido.

Comer para alimentar tu buena salud y tus facultades mentales, tomarte el tiempo para nutrirte, advertir cómo te limitas con tu punto de vista...; todos estos cambios harán que le brindes un mayor servicio a tu familia, a tu comunidad e incluso a la comunidad mundial. Ahora puedes ver cuál es tu talento especial que le ofreces al mundo y cómo eres más competente y eficaz cuando te sientes bien en tu piel y con la cabeza clara. Estás viendo que para dar lo mejor de ti en la vida tienes que estar en plena forma.

La pregunta esencial es: ¿cómo puedes estar a la altura de esta imagen más clara que ahora tienes de ti? ¿Cómo puedes expresar todo tu potencial en el mundo? ¿Y qué pasos debes dar a partir de ahora?

En este último día del programa meditarás en cómo compartirás tu talento con el mundo. En las últimas semanas has estado considerando tu salud física, tu aspecto y cómo te sientes. Has cavilado en tu lado sexi, viéndote con otros ojos, amando tu cuerpo, has meditado sobre tus virtudes interiores y sobre cómo alimentan tu belleza exterior. También has reflexionado sobre cómo compartes tu talento con el mundo y cómo tus «defectos» te conectan con las personas de tu alrededor.

Has dedicado un tiempo a considerar qué tienes para ofrecerle al planeta y para cambiar tu forma de verte a ti misma y de ver el mundo que te rodea. Ahora que sabes con claridad cuáles son tus dones y los hábitos mentales que te limitan, te pregunto: ¿Cómo te atreves a vivir sin un propósito en la vida? *¿Cómo te atreves a no expresar todo tu potencial?*

El mundo necesita algo de cada uno. Tu singular contribución irá cambiando en muchas ocasiones, a veces tal vez sea cuidar de tu familia, o llevar un negocio, o colaborar en una buena causa o crear arte. Tu deber es sentir que has nacido con una misión en la vida, que estás conectada con tu comunidad y que eres totalmente capaz de expresar tus dones.

He hablado de que la belleza exterior no lo es todo. De que son tus virtudes las que realmente te dan esa luminosidad que irradias. Y de lo más importante, de tu necesidad de conectar con los tuyos y apoyarles para darle un sentido, un propósito y una profundidad a tu vida.

Ante todo, quiero que te preguntes por qué has venido a este mundo. He empezado el libro comentando lo fácil que es dejarnos condicionar por las imágenes de las revistas y por la idea del aspecto que deberíamos tener. Y hace varios días hablé de la importancia de ver que nuestras imperfecciones nos conectan con los demás y nos hacen más equilibrados y reales. Tus singulares virtudes te permiten aportar tu granito de arena a este mundo y apoyar a los tuyos. Y ya sabes lo importante que es aceptar al mismo tiempo el apoyo de los seres queridos para que sientan que su vida tiene sentido.

El mindfulness consiste en ser consciente de todas estas lecciones sin juzgarlas. Muchas personas han crecido sintiendo que sus padres esperaban que se dedicaran a la medicina o a la abogacía, que tenían unas ideas preconcebidas de cómo sus hijos debían ser o de lo que era un «buen» trabajo. Pero ahora sabes que cada trabajo tiene un propósito importante en este mundo y que cada uno estamos hechos para distintas cosas. En cuanto comprendes que puedes usar ese talento tuyo especial y contribuir con él al mundo, te tomas la vida de una forma muy distinta. En lugar de obsesionarte con las calorías que consumes a diario, vives sintiéndote a gusto contigo misma, esperando estar saludable en lugar de matarte a entrenar hasta lucir un cuerpo perfecto de gimnasio. Empiezas a sentirte valiosa y de maravilla, sabiendo que eres capaz de aportar tu granito de arena a este mundo.

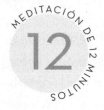 (Si 12 minutos te parece demasiado, haz 10.) Empieza percibiendo el fluir natural de tu respiración. Observa ahora el potencial que hay en las yemas de tus dedos. Visualiza el equilibrio que mantienes entre dar y recibir: cómo apoyas a las comunidades de tu alrededor y das lo mejor de ti en el trabajo, la familia y a ti misma y, a su vez, recibes el apoyo que necesitas de las personas que te rodean. Percibe la sensación de salud y vitalidad que sientes al ver que cultivas este equilibrio. Mientras visualizas el potencial que hay en las yemas de tus dedos como un equilibrio entre la inspiración y la espiración, el dar y el recibir, sigue observando la respiración. Al inspirar, siente que el aire te sustenta. Y al soltarlo, imagínate que es una ofrenda al mundo. Percibe cómo este equilibrio te alimenta para que no te sientas sin una gota de energía en la vida cotidiana. Sé consciente, además, de cómo te permite alimentar a las personas de tu alrededor y a tu comunidad.

Momentos de exploración

Responde hoy en tu diario a estas preguntas:

1. ¿Cuál es tu potencial sin aprovechar que todavía no has compartido con el mundo? ¿Cómo te ha impedido tu peso corporal o tu salud, o ambas cosas, expresar este potencial hasta ahora?

2. ¿Qué necesita recibir el mundo de ti? ¿Prestarle un buen servicio a tu compañía, criar a tus hijos, colaborar de voluntaria, sacar adelante a tu familia? ¿Qué es lo que el mundo necesita recibir de ti, sea lo que sea?

3. ¿Qué cualidad positiva te gustaría que formara parte de tu carácter? A la mayoría de las personas les gustaría mejorar algún aspecto suyo, como por ejemplo ser menos egoístas, más puntuales o más positivas. Escribe solamente una cualidad.

....

MANTRA DE HOY:
He nacido para compartir mi talento con el mundo.

....

Toma de conciencia

Hoy ten en cuenta la cualidad que has elegido. Advierte a lo largo del día los momentos en los que puedes examinar y manifestar esta cualidad. Quizá como deseabas ser más valiente y osada, abordes a un vecino con el que querías entablar amistad hace tiempo. O tal vez para tener más energía, te apuntes a clases de spinning o salgas a la hora de comer a dar un paseo a paso ligero. Piensa en hasta qué punto eres ahora capaz de manifestar esta cualidad mucho más que antes de empezar el programa hace tres semanas. Incluso puedes seguir centrándote en la cualidad elegida mientras empiezas mañana tu ciclo de comprometerte a algo durante los próximos 30 días.

5

¿Y ahora qué?

Espero que estas últimas tres semanas hayan sido una introducción agradable y sencilla a la poderosa práctica de la meditación. Prestar atención es un hábito que te puede devolver la salud (y cambiarte la vida). Al final de estos 21 días tal vez hayas adquirido la costumbre de meditar y sepas que lo seguirás haciendo durante meses y años en tu vida. Si deseas alargar el programa, tienes muchas opciones. Aquí te ofrezco unas cuantas.

Repite el programa: muchas personas se sienten apoyadas y seguras mientras hacen este programa de 21 días, pero temen «acabarlo» porque están convencidas de que sin un sistema que les guíe y estimule no progresarán. Si es la sensación que a ti te da, repite si lo deseas el programa de 21 días —incluso varias veces—, profundizando un poco más en el tema de cada día y alargando las meditaciones para que se adapten a la duración actual de tus sesiones. (¿Te acuerdas de cuando meditar tres minutos te parecía una eternidad?)

Elige un día en el que centrarte: también puedes repetir cualquier día que te haya costado más de la cuenta o haya sido especialmente útil. Mientras siguen el programa de 21 días la mayoría de las personas descubren al menos uno o dos días con los que les cuesta mucho conectar, lo cual suele ser un buen signo de un aspecto que necesitas explorar más.

O puede que un día determinado te parezca muy útil, de modo que también te irá de maravilla volver a repetirlo. Como todos te ofrecen un material sobre el que reflexionar, lo más probable es que con un día no te baste para hacerlo. (¡A todo el mundo se le queda corto algún día del programa!) Puedes repetirlo una vez o dos, o las que te hagan falta, o incluso durante tres meses. En la meditación de cada día puedes analizar muchos aspectos de cada tema. Repite cualquier día o todos tan a menudo como quieras.

Vuelve al día 18: te aconsejo que repitas la visualización del día 18, e incluso puedes hacerla a diario durante un mes, sobre todo si tienes dificultades para perder peso. Creo que este concepto —que no puedes cambiar hasta que tu cerebro piense que es posible— es una de las partes más poderosas del proceso. La meditación le ayuda a tu sistema nervioso a crear las expectativas de tu cerebro. Y si tu cerebro espera que estés gorda y no puede superar esta idea, al sistema nervioso y al cuerpo le costará mucho crear una realidad distinta. Mis pacientes han descubierto que repetir este día, meditando de cinco a diez minutos en cada sesión, durante tres semanas o incluso un mes les es de gran ayuda.

Como ya he mencionado antes, una parte importante de cualquier programa para perder peso no solo consiste en seguir la dieta adecuada y hacer ejercicio, sino también en cambiar de mentalidad y ser más consciente de tus expectativas. He visto manifestarse casi en el acto y de una forma muy real unas expectativas muy altas. En cuanto esperas estar saludable, empiezas a cambiar de dieta. A elegir de distinta manera los alimentos no porque te estés juzgando a ti misma o «siguiendo» una dieta que te obliga a controlarte y a comer de una determinada forma, sino porque estás prestando atención y advirtiendo cómo es ser tu versión más sana. Tu estado de mindfulness te permite apreciar a fondo este cambio, por lo que te sientes agradecida y puedes gozar realmente de buena salud. Son las clases de cambios que puedes mantener sin apenas esforzarte porque son muy agradables.

Céntrate en la cualidad elegida: no olvides que también mantendrás el cambio que decidiste hacer el día 20 durante los próximos 30 días. Si lo deseas, puedes usar el siguiente formato para tus meditaciones:

Ahora es el momento de ser una observadora. Adopta la postura de meditación y observa tu respiración. Procurando no cambiar tu modo de respirar, advierte cómo es la cualidad que has elegido. Visualízate durante un tiempo con esta cualidad, tanto si es la generosidad como la positividad o la determinación. Advierte cómo actuarás hoy de manera distinta con esta cualidad. Cómo interactuarás con los demás de otra forma. Visualízate arropándote en la cama por la noche y sé consciente de lo distinta que te sientes al haber estado hoy encarnando una cualidad.

En cuanto te sientas cómoda con tu hábito y tu cualidad, no hace falta que sigas meditando sobre ella hasta el final de la sesión, pero pensar en esta cualidad te ayudará a centrarte al inicio o al final de la meditación. La cuestión es que al prestarle atención a esta cualidad aprendes a manifestar este hábito o atributo. Al final se vuelve una parte de ti y hace que dejes atrás aquellos aspectos tuyos que no quieres desarrollar.

Alarga la duración de tu meditación: si eres una principiante te aconsejo que vayas poco a poco y hagas una sesión corta de meditación hasta sentir *de verdad* que quieres prolongarla. El cambio más duradero es cuando llegas al punto de *necesitar* meditar más tiempo y estar deseando hacerlo.

Si empiezas a sentirte así, ve añadiéndole de dos a cinco minutos a la sesión cada vez y no la alargues nunca más de cinco minutos de golpe. No olvides avanzar a este ritmo; si te resulta posible hacerlo el cambio será impresionante, porque al cabo de una semana tu sesión habrá aumentado ¡de quince a treinta minutos! Resístete al impulso de tu ego de ponerte un alto listón meditando de golpe una hora al día, porque lo más probable es que esta decisión te estalle en la cara y dejes el hábito de meditar a diario. ¡No permitas que te ocurra! Lo mejor es avanzar poco a poco, con constancia y regularidad.

Procura meditar de distinta forma: si sientes curiosidad por conocer más técnicas meditativas, ¡explóralas! Hay muchas formas de meditar. Algunas personas lo hacen con los ojos abiertos, mirando a su alrededor. Otras recitan un mantra o repiten afirmaciones mentalmente. Como hay muchas técnicas, no te distraigas demasiado con toda esta parafernalia, no olvides que en esencia meditar no es más que ser consciente de los procesos internos naturales del cuerpo y de la respiración. No hace falta que fijes la mirada en ningún objeto, a no ser que quieras, ni tampoco que entones ningún cántico exótico ni que respires de una determinada forma o uses alguna otra técnica meditativa, a no ser que lo desees.

Una de las meditaciones más versátiles es contar simplemente la respiración:

Tal como has estado haciendo a lo largo del programa, observa simplemente tu respiración y ve contándola. Al inhalar y exhalar, di mentalmente «1». Al volver a inhalar y exhalar, di mentalmente «2»…, hasta llegar a 10, y luego vuelve a empezar. Muchas veces perderás la cuenta o te descubrirás contando hasta 20, 15 o 25, pero no te preocupes. En cuanto lo adviertas, vuelve a contar la respiración a partir de 1.

Esta técnica es un método ideal para darle algo a la mente con lo que entretenerse en esos días en los que tu mente de mono salta de un pensamiento a otro sin parar y sientes que no te basta con observar la respiración.

El secreto está en la constancia: aunque lo único que hagas sea observar tu respiración dos minutos, lo más importante es seguir meditando a diario. A estas alturas es posible que sientas que estás aprendiendo a prestarle atención a muchos aspectos distintos de tu vida para sacar todo tu potencial. Observa cuánto has aprendido en este proceso hacia la salud; seguir practicando a diario el mindfulness te ayudará a ahondar más en tus percepciones y a progresar.

Sobre todo, sé buena contigo misma: muchas personas viven con el piloto automático puesto. Van por la vida como autómatas: fichando al entrar y salir del trabajo, volviendo a casa, preparando la cena, dándoles a sus hijos el beso de buenas noches. Todo esto forma parte de la vida cotidiana y no hay forma de evitar una cierta monotonía. Pero con frecuencia llevamos la vida que creemos que debemos llevar durante años y cuando por fin la observamos desde una cierta distancia, descubrimos cómo es y nos quedamos de piedra. *¡Vaya, qué infeliz soy!* O incluso *¡Caramba, es mucho mejor de lo que creía!*

Algunas personas al empezar a meditar pasan por una dolorosa etapa en la que se dan cuenta de hasta qué punto han estado viviendo como autómatas. Sea cual sea la etapa de la vida en la que estés, tanto si acabas de licenciarte como si te encuentras en la setentena, el proceso de despertar es muy estimulante y excitante, es un volver a empezar. Sin embargo, también puede hacerte ver cuánto tiempo has perdido o malgastado. Pero aunque la meditación te dé esta claridad, no te abandonará en ella. Lo que te ayudará a superar esta dolorosa etapa de tu vida es decirte: *¿Y ahora qué voy a hacer?*

Hay quien sigue esta clase de programas buscando vivir una transformación y tal vez lo consiga. Si no has meditado nunca, cuando empiezas a bajar el ritmo y a meditar a diario, te descubres respondiendo a preguntas fundamentales de tu vida y viviendo grandes cambios, como encontrar una pareja que te llene (o dejar una relación poco sana), o progresar en tu carrera laboral (o cambiar de profesión). Según mi propia experiencia, lo más inusual que te puede ocurrir es *no* vivir ningún cambio en tu vida después de acostumbrarte a meditar a diario.

Pero para mí meditar no consiste en ver necesariamente lo que está roto y arreglarlo, sino más bien en adquirir la claridad para revelar una auténtica felicidad y satisfacción en nuestra vida. Lo más esencial de empezar a meditar es que dejas de juzgarte, vuelves a definir por completo lo que piensas de tu vida, o lo que eres capaz de hacer, o lo que piensas que deberías hacer. Ahora puedes enfrentarte a estas preguntas tan importantes en la vida sin ideas preconcebidas, observando sin más.

Al fin y al cabo este programa consiste en desarrollar el mindfulness no solo en esos minutos de meditación, sino también en el resto del día. *Mindfulness* es una de esas palabras que ahora se han puesto de moda, pero en realidad no significa más que: *Estoy prestando atención plena. Estoy prestando atención plena a mis pensamientos y sentimientos. Estoy prestando atención plena a mi antojo de comer algo dulce y me pregunto de dónde me viene. No lo estoy juzgando, simplemente estoy recogiendo información. ¿He desayunado bien esta mañana? ¿Estoy sintiendo un estrés negativo? ¿Estoy inquieta por la gran cita de esta noche? Tal vez debería empezar a comer con más regularidad. O quizá me muero por comer algo dulce porque he salido con mis amigos y me estoy divirtiendo. Quizá será mejor que me dé este capricho, lo disfrute y siga con el resto de mi estupenda vida.*

El mindfulness se adapta a toda la gran variedad de experiencias humanas, a decir verdad, te ayuda a vivirlas por entero. La meditación del mindfulness es una disciplina con una serie de habilidades muy versátiles que te permite verte en todas las etapas de tu vida. En cuanto interiorizas estas habilidades y te propones meditar a diario, esta atención plena te guiaría en cada transición difícil, maximizando cualquier vivencia feliz y sacándole a cada momento de tu vida el máximo jugo y sentido.

No está nada mal todo lo que te reporta meditar en quietud unos pocos minutos diarios en tu habitación, ¿no te parece?

TU CAJA DE HERRAMIENTAS

Tercera parte

6

Medita sobre tu comida

Dejar de centrarte en perder peso para fijarte como meta estar saludable te ayuda en todos los aspectos de tu vida, sobre todo en el que tiene que ver con la alimentación. Muchas veces nos quedamos atrapados en el círculo vicioso de comer reaccionando a un antojo, siendo reactivos en lugar de proactivos. Espero que el programa «Medita tu peso» te haya ayudado a dejar de reaccionar de esta manera automática para ser más reflexiva y consciente en lo que respecta a tu salud.

En cuanto ves la comida como una especie de nutrición y no como tu pareja de combate con la que mantienes una relación de amor-odio, eliges alimentos sanos que te sientan de maravilla, por lo que tu metabolismo empieza a funcionar óptimamente. Al centrarte en la composición nutricional de tu dieta y analizar tus reacciones personales con la comida que ingieres, empezarás a notar que te da más energía que la de los hidratos de carbono procedentes de productos procesados o de alimentos de bajo valor nutricional.

Si ves que unos alimentos te dan más energía que otros, desearás una clase de comida más saludable. Y al final acabarás aficionándote a los productos nutritivos y revitalizantes, al igual que en el pasado solo comías alimentos poco nutritivos para sentirte mejor.

El programa de «Medita tu peso» funciona con cualquier plan dietético. Tanto si eres vegetariana, amante de la dieta paleo, vegana o lo que sea, si esta clase de dieta te va bien, sigue haciéndola. Pero si crees que necesitas un poco más de orientación, los siguientes principios básicos te ayudarán a sacarle el máximo partido a tu dieta.

CREA TU MAPA NUTRICIONAL

Imagínate que eres una exploradora de las pautas y hábitos de tu cuerpo. Cuando los exploradores se adentran en un territorio inexplorado, al estar desorientados eligen unos puntos de referencia para ver con más claridad dónde se encuentran. Mientras haces el programa «Medita tu peso» usa el mindfulness para ver algunos «puntos de referencia» clave y descubrir cuál es el plan dietético que más te conviene. Calcula tu nivel de hambre y de energía:

- Entre las comidas
- Justo antes y después de comer
- Dos horas después de comer

Percibe la cualidad de tu sensación de hambre, ¿te rugen las tripas con frecuencia? ¿O más bien es tu mente la que te dice que has de comer al consultar el reloj (es decir, a la hora de las comidas?) Sé consciente de cómo cada alimento y combinación de alimentos te afectan de distinta manera. El siguiente ejemplo te muestra cómo explorar tus hábitos alimentarios.

Mi mapa nutricional actual:

Veo que a las tres de la tarde me siento muy cansada. Y también tiendo a no comer nada hasta el mediodía. Y luego como un montón de hidratos de carbono, por lo que, al cabo de una hora, vuelvo a tener un bajón de energía.

Mi mapa nutricional revisado:

Me aseguraré de comer algo por la mañana aunque no tenga hambre. Y a media mañana tomaré un snack ligero o un bocado para no estar muerta de hambre a la hora del almuerzo e hincharme a comer. Esta rutina me ayudará a no sentirme agotada por la tarde.

A medida que sigues explorando tu alimentación, ve añadiendo detalles. Observa tus hábitos y tendencias alimentarias, tu nivel de energía y cómo tu cuerpo reacciona a ciertos alimentos. Mientras vas rellenando tu mapa nutricional te harás una idea más clara de tu experiencia con la comida.

Hora	Hambre/ Nivel de energía antes	Comida	Hambre/ Nivel de energía después	Hambre/ Nivel de energía a las 2 horas

PRESTA ATENCIÓN A LA CALIDAD DE LA COMIDA: ELIMINA LOS CINCO GRANDES

La calidad de la comida es muy importante. Si sigues todo el programa obtendrás grandes beneficios, pero si no comes saludablemente ni prestas atención, no estarás teniendo en cuenta una pieza muy importante del rompecabezas.

La mayoría de los alimentos preparados o envasados son ricos en azúcares y de bajo poder nutricional. Plantéate dejar de tomar comida procesada sustituyéndola por simples alimentos integrales para ver con mayor facilidad cómo te hace sentir cada uno. Cuando comes con plena atención, ves tus antojos y de dónde te vienen: *Me muero por comer algo dulce. ¿Por qué? Bueno, hace cinco horas que no he comido. Y mi cuerpo es muy listo. Sabe que el azúcar es una fuente ins-*

tantánea de energía. Pero lo que no sabe es que después de recibir esta energía instantánea me va a dar un bajón. Cuando me entran ganas de comer algo dulce muchas veces significa que no me he alimentado como es debido. Que necesito recuperar las fuerzas. Que llevo demasiadas horas sin comer o que no he tomado alimentos nutritivos.

¿Qué harás entonces? Depende de lo que mejor le vaya a tu cuerpo. Pero una de las formas más fáciles de mejorar radicalmente y de inmediato la calidad de tu dieta es eliminar lo que yo llamo los Cinco Grandes: azúcar, harina, lácteos, alcohol y cafeína.

1. **Azúcar:** el consumo excesivo de azúcar causa estragos en el sistema inmunológico y el sistema endocrino, provocando trastornos crónicos como artritis, osteoporosis, diabetes, asma e hipoglucemia, y también caries y periodontitis. Una de las mejores formas de optimizar el sistema inmunitario, proteger la digestión y la salud celular, normalizar el nivel de azúcar en la sangre, equilibrar el metabolismo y perder peso es reducir la cantidad de azúcar en tu dieta. El americano medio consume más de setenta kilos de azúcar y de edulcorantes cada año. Hay algunas fuentes evidentes —como las diecisiete cucharaditas de azúcar que contiene una lata de cola—, y otras menos obvias que están presentes en otros alimentos comunes. Aquí tienes algunas fuentes ocultas de azúcar (y otras más evidentes):

- aliños de ensaladas
- salsas (la mayoría de las salsas de los restaurantes, además de estar preparadas con aceites poco saludables y sal, llevan un montón de azúcar)
- condimentos (kétchup, encurtidos, mostaza, mermelada, mayonesa)
- panes y pasteles
- arroz, soja y leches vegetales
- zumo de frutas, Gatorade, bebidas con café
- comida preparada/alimentos envasados (snacks, platos congelados, sopas enlatadas, cereales envasados, gofres congelados, galletas saladas...)

La de este último apartado es letal: la combinación común de azúcar y cereales de la comida procesada estimula el páncreas haciéndole liberar una cantidad tan enorme de insulina que las células pueden acabar volviéndose resistentes a ella, y la resistencia a la insulina es una pasarela a la diabetes.

Procura reducir el consumo de endulzantes refinados, sobre todo el azúcar blanco y el sirope de maíz de alto contenido en fructosa, y limitar lo máximo posible los endulzantes naturales, como la miel y el sirope de arce o de agave. Pero ten en cuenta que cuando dejas de comer alimentos con un alto contenido en azúcar el cuerpo tarda varios días en bajar el nivel de insulina. Mientras tanto, el alto nivel de insulina puede provocarte síntomas como mareo, confusión, dolor de cabeza y la sensación general de sentirte fatal. Mientras das el paso de dejar los alimentos ricos en azúcar, intenta comer proteínas o fibra, o ambas cosas, cada dos horas durante varios días para que tu nivel de azúcar en la sangre se estabilice.

2. **Harina:** mucha gente consume grandes cantidades de harina a diario, por eso la harina es una de las alergias alimentarias más comunes (junto con la de los lácteos, el maíz y la soja). La harina puede inhibir el funcionamiento normal de la tiroides, ralentizando con ello el metabolismo. El consumo excesivo de productos hechos con harina dispara el nivel de azúcar en la sangre y también puede producir una inflamación sistémica y el síndrome del intestino permeable, y ambos trastornos repercuten negativamente en el peso corporal.

Si tienes problemas de tiroides, trastornos digestivos o dificultades para perder peso, intenta eliminar por completo la harina de tu dieta durante un par de semanas y observa cómo te sientes. Si te sientes mejor de cualquier forma importante (por ejemplo, con más energía, mejor digestión, unas alergias menos intensas o una piel más suave), eliminar la harina de tu dieta es un paso importante para renovar tu metabolismo. Si es este el caso, es mejor que no consumas harina durante mucho tiempo.

Si haces esta prueba y no notas ningún cambio evidente, procura consumir harina solo una o dos veces a la semana y usa esta medida como una forma de tomar una alimentación más variada. Sustituye la harina por cereales nutritivos, como el amaranto, la quinoa, el farro, el mijo, la avena, el trigo sarraceno, el arroz integral y el arroz basmati para que tu dieta tenga un perfil nutricional más amplio. Cuanto más variados sean los nutrientes que ingieres, más sano, satisfecho y nutrido se sentirá tu cuerpo.

3. **Lácteos:** en la medicina china los lácteos se consideran un alimento que fomenta la formación de mucosidades, y cuando aparecen en exceso en el cuerpo pueden ralentizar el motor metabólico. La intolerancia a la lactosa produce hinchazón abdominal y problemas intestinales, afectando a una de cada cinco personas de raza blanca y a cuatro de cada cinco asiáticos e indios americanos. A algunas personas les cuesta mucho eliminar los lácteos de su dieta (sobre todo el queso), lo cual podría estar relacionado con la caseína de la leche, una proteína que tie-

ne efectos opiáceos en el cerebro. Si bien las investigaciones sobre los efectos de los lácteos en la pérdida de peso no se han puesto de acuerdo, muchas han demostrado que los participantes se sienten más ligeros y despejados cuando no toman productos lácteos.

Aunque esta regla les cuesta especialmente de seguir a las mujeres que crecieron con el eslogan «¿Te has tomado la leche?» y que consideran los productos lácteos como la fuente principal de calcio para fortalecer los huesos y prevenir la osteoporosis y otras enfermedades. Sin embargo, hay otros muchos alimentos muy ricos en calcio en forma biodisponible, como las verduras de hojas verde oscuro (kale, acelgas y col rizada), los frutos secos, las semillas y los cereales integrales.

Tenemos la suerte de vivir en una época en la que hay muchos sustitutos de productos lácteos y cada día aparecen otros nuevos en el mercado. (¡Gracias, chefs veganos!) Diviértete explorando las numerosas variedades de leches vegetales —como la de coco, almendra y anacardos—, así como los yogures y quesos de soja. Y no te olvides de los otros productos con texturas cremosas similares, como el aguacate, que puedes usar como espesante en tus smoothies u otras recetas.

4. **Alcohol:** ¿has oído alguna vez el dicho «No te bebas las calorías»? Pues el alcohol tiene un alto contenido en azúcar y calorías, pero este no es más que uno de sus efectos en el peso y la salud. Todos sabemos que el alcohol nos desinhibe, por lo que hace que nos resulte muy difícil seguir un programa con regularidad. Pero el alcohol también interfiere en la función del hígado, el órgano más importante para limpiar las toxinas del cuerpo. El alcohol eleva las hormonas del estrés y altera los ciclos del sueño, impidiéndonos gozar de un sueño profundo y reparador, y además aumenta el nivel del azúcar por la noche. También interactúa con los receptores GABA y bloquea los sensores del oxígeno del cerebro, complicando trastornos del sueño como la apnea nocturna (que se ha estado vinculando a la obesidad).

No te estoy diciendo que no vuelvas a tomar alcohol nunca más. Si te apetece, disfruta de una o dos copas de vino, con moderación, un par de noches a la semana. Pero a pesar de los ampliamente aclamados beneficios antioxidantes del vino tinto, te aconsejo que estés cuatro o cinco días a la semana sin tomar alcohol para que el hígado descanse y pueda así metabolizar adecuadamente la comida y desintoxicar el cuerpo.

5. **Cafeína:** la cafeína es una gran embaucadora, enmascara tu verdadero nivel de energía y te impide sentir con claridad lo que tu cuerpo realmente necesita. En un enfoque mindful de la salud, este efecto enmascarador es probablemente lo más importante que tener en cuenta cuando analizas tu relación con la cafeína.

La cafeína es un poderoso estimulante, incluso en dosis pequeñas bloquea los neurotransmisores implicados en el sueño y altera el ritmo circadiano natural. También estimula las glándulas suprarrenales, reguladoras del estrés, que ya están sobrecargadas y sobreestimuladas por el frenético estilo de vida que llevamos. La cafeína hace que los altos niveles de cortisol se vuelvan crónicos y fomenta el aumento de la grasa abdominal.

Nuestra fuente preferida de cafeína es el café. El café interfiere con la capacidad de las células para utilizar el agua. También agota rápidamente las reservas de calcio y magnesio que el cuerpo necesita para la salud de los huesos, la contracción muscular y la relajación. Sin estas reservas tu cuerpo tenderá a sufrir calambres y tus músculos se estirarán menos como una goma elástica y más como un cable. E incluso a pesar de las últimas novedades relacionadas con los efectos positivos del café, todavía se está deliberando cómo repercute en el colesterol, el control de la insulina, los vasos sanguíneos, la artritis reumatoide y otros trastornos.

Quizá lo más importante que hay que tener en cuenta es que los granos de café se cultivan en países con unas regulaciones sobre los pesticidas menos restrictivas que las de otros países de Occidente. Si bebes café, toma uno procedente de granos ecológicos para proteger la salud de los campesinos que trabajan en las plantaciones y minimizar tanto su exposición tóxica a los pesticidas como la tuya.

OBSERVA VARIAS NORMAS ALIMENTARIAS SENCILLAS

Tu cuerpo responde de distinta manera a las diversas clases de alimentos. No pretendo recetarte una dieta determinada, ya que eres plenamente capaz de elegirla por ti misma (espero que lo hagas usando la plena atención y tu mapa nutricional). Las siguientes normas son las que a mí mejor me han funcionado con mis pacientes (he adaptado varias de mi primer libro, *Optimal Health for a Vibrant Life*.)

1. Come lentamente, mastica bien la comida y disfruta del acto de alimentarte. Por el mero hecho de pensar en la comida se activa la salivación y la liberación de enzimas en el estómago, con lo

que se inicia un proceso digestivo sano. Comer despacio le ayuda a tu cuerpo a aprovechar al máximo todos los pasos de una digestión saludable, incluido el de ayudarte a ver que ya te sientes satisfecha.

2. Deja de comer cuando te sientas llena en un 75 por ciento. Dale a la comida el tiempo para llegar al estómago. Si sigues teniendo hambre al cabo de treinta minutos, come un poco más.

3. Procura no dejar más de tres o cuatro horas entre las comidas.

4. No comas de pie, ante el ordenador o mirando la televisión. Siéntate, disfruta, relájate ¡y mastica!

5. No comas a partir de las ocho de la noche.

6. Si te entran ganas de comer carbohidratos y azúcar, tómate un snack a base en su mayor parte de proteínas o grasas y espera treinta minutos. Las proteínas y las grasas son más saciantes que los hidratos de carbono y el azúcar, y suelen ser lo que el cuerpo realmente necesita. Las grasas activan la respuesta de saciedad, por lo que te sientes más llena.

7. Despréndete de la báscula. Mide tu éxito por cómo te sientes.

8. No cuentes las calorías. Básate en lo natural y nutritiva que es la comida. Toma lo que te guste, pero con moderación y variedad. Y sobre todo, ¡sé creativa!

9. Normalmente la parte más difícil de una dieta equilibrada es asegurarte de consumir bastantes proteínas y verduras. Cocina cada vez la suficiente comida como para que siempre te quede un poco para comer más tarde o para mezclarla con otros alimentos nutritivos.

10. Limita la ingesta de líquidos en las comidas, porque diluyen las enzimas gástricas, por lo que dificultan la digestión de los alimentos. Basta con tomar un vaso pequeño de agua a temperatura ambiente en cada comida.

ENFOQUE DIETÉTICO DE «MEDITA TU PESO»

DESAYUNO

Toma un desayuno a base de proteínas. Los cereales y los muffins te harán más mal que bien. Las proteínas activarán por la mañana con mayor rapidez la combustión metabólica, de lo contrario tu cuerpo empezará a almacenar grasa y entrará en modo de hambre. El desayuno te aporta los nutrientes para el día que te espera, así que elígelo bien. Empezar el día con un smoothie rico en proteínas es una excelente idea.

ALMUERZO

Prepárate un sándwich que sea contundente por dentro, es decir, que lo de dentro pese más que el pan de fuera. Corta una rebanada de pan integral. Añádele una pila de verduras: lechuga, tomate, cebolla. Aprovecha las sobras de la verdura cocinada al vapor de la noche anterior. Agrega un poco de carne sin nitratos recién cocinada o del día anterior. Úntala con una buena capa de grasas saludables para estabilizar el azúcar en la sangre: mantequilla ecológica, aguacate, pesto, humus o con cualquier otro producto para añadirle al sándwich un poco de sabor y de humedad. Evita los aceites poco saludables (sobre todo los parcialmente hidrogenados o los de palma) y los productos para untar con conservantes y azúcares añadidos. Cúbrelo con otra rebanada de pan integral y corta el sándwich por la mitad. Cómetelo todo o tómate una mitad en el almuerzo y la otra de dos a cuatro horas más tarde. Un sándwich también es práctico para llevar. Si no puedes llevarte la comida de casa o si no eres aficionada a los locales donde preparan emparedados, pide una ensalada con una cierta cantidad de proteínas.

En invierno me gusta preparar al empezar la semana una gran olla de sopa. Los ingredientes son sencillos —caldo, hortalizas y proteínas— y me la tomo en distintas comidas. Como en primavera y verano compro un montón de verduras frescas, mi nevera parece una barra de ensaladas gigantesca. El secreto está en comer porciones pequeñas a menudo, usando productos integrales lo máximo posible.

CENA

Cena ligero. Come verduras cocinadas al vapor o salteadas. Si las salteas, cocínalas con aceite de coco o mantequilla, ya que este tipo de grasas no se hidrogenan como otras al cocinarlas a altas temperaturas. Una vez preparadas, añádeles un poco de aceite y de sal marina —la sal marina sin refinar es de color rosado o grisáceo—. Me gusta esta combinación de verduras salteadas porque puedo saborear las sutilezas de los ingredientes. O puedes aliñarlas con una mezcla de zumo de limón, miel, aceite de oliva y sal. Las especias también son recomendables. En cuanto aprendas a preparar salsas, puedes experimentar añadiéndolas a las verduras.

Elige de segundo un plato a base de carne o de un sustituto cárnico: pescado, pollo, cordero, buey, judías, tofu, tempeh o una combinación de ambas opciones. Cocínala al vapor, al horno, asada o salteada. El aceite de oliva y la sal marina son ideales para potenciar el sabor de la carne.

Si tienes tiempo, acompaña el plato con cereales integrales, como quinoa, arroz integral, mijo o amaranto. La quinoa contiene muchas proteínas y minerales, y es rápida y fácil de preparar, solo tarda quince minutos en cocerse en cuanto el agua entra en ebullición. Si no sabes cómo cocinarlos, en internet encontrarás recetas muy sabrosas explicadas paso a paso. Las arroceras y los utensilios para cocinar al vapor también son muy prácticos.

Si te apetece algo dulce, toma una pieza de fruta una hora o dos después de cenar o prepárate una ensalada de fruta troceada mezclada con yogur de coco ecológico sin endulzar.

Y sobre todo, ¡disfruta!

Medita sobre tus movimientos

Cuando les aconsejo a mis pacientes que hagan ejercicio para perder peso, no me canso de decirles: lo más importante es buscar una actividad que te encante y hacerla. Y punto. No necesitas seguir ninguna otra norma.

Si no te gusta correr, no corras. Si no te gusta ir al gimnasio, ¡no vayas al gimnasio! Sigue buscando hasta dar con tu actividad ideal, tanto si es nadar en el lago de la zona donde vives, hacer zumba en el sótano de una iglesia o ir a correr de madrugada con tu perro por la montaña. Lo esencial es que disfrutes, y no solo por razones psicológicas, ya que si haces ejercicio estando tensa y amargada, tu cuerpo percibirá esos movimientos de distinta manera y te frenará. Si te obligas a hacer actividades en las que no quieres ni pensar, los hombros y el cuello se te agarrotarán y tensarán, lo cual afectará el patrón de tu musculatura, la respuesta de tu sistema nervioso e incluso tu metabolismo. Hacer una actividad que no te gusta nunca será tan beneficioso como disfrutar y dejarte llevar por otra que te apasione.

El organismo de unos funciona mucho mejor haciendo de veinte a treinta minutos de ejercicio, y el de otros haciendo dos horas. Algunas personas incluso solo aguantan diez minutos al día de actividad física. Haz lo que prefieras y lo que mejor le vaya a tu agenda. En cuanto a la meditación, es preferible meditar un poco cada día que meditar mucho de un tirón una vez a la semana.

Tal vez te cueste un poco descubrir cuál es tu actividad física preferida, pero me gustaría que te olvidaras de la mentalidad de «me mataré a entrenar para adelgazar». Si estás ocupada y estresada y encima te impones la gran expectativa de *hacer ejercicio durante dos horas seguidas porque de lo contrario de nada me servirá*, añadirás más estrés a tu vida y le causarás problemas a tu metabolismo. Tómate tu tiempo para descubrir qué clase de movimientos te gustan y encajan con tu ritmo de vida. Tu metabolismo y tu salud mental te lo agradecerán.

Como el yoga es una buena práctica adicional a la meditación, he creado una secuencia suave de yoga de 20 minutos con la que complementar tu programa de meditación. Está pensada para ayudarte a equilibrar y estimular el metabolismo y el sistema nervioso. Si decides hacerla, es mejor practicar primero yoga, así te abrirá las caderas y te ayudará a sentirte más cómoda meditando sentada. Pero si la descartas, ten en cuenta que es una práctica opcional y sigue buscando alguna clase de ejercicio con el que fluyas y disfrutes.

SECUENCIA DE YOGA DIARIA

Esta secuencia sencilla —una serie de ocho posturas activas y dos restauradoras— estimula la circulación, renueva el sistema nervioso parasimpático y activa el sistema cardiovascular. Puedes hacer las diez posturas seguidas o realizar las dos posturas restauradoras cuando necesites descansar un poco (como después del trabajo, antes de acostarte o cuando te sientas estresada). Empieza adoptando las ocho primeras posturas treinta segundos cada una y ve alargando el tiempo paulatinamente hasta llegar a un minuto. Las dos últimas posturas puedes mantenerlas tanto tiempo como te apetezca y encaje en tu agenda.

Antes de empezar léete primero las instrucciones para saber cuánto espacio necesitas (cuál será el mejor lugar de tu casa para adoptarlas) y cualquier material que te haga falta (como una esterilla de yoga, una banda elástica, una toalla o una manta), y también para familiarizarte con la idea de las posturas. Para no tener que estar pendiente del tiempo, puedes programar con el temporizador la duración de cada postura.

Las primeras veces tal vez te cueste adoptar una postura y pasar a la siguiente sin ningún problema, pero a base de práctica conseguirás hacer la serie con fluidez.

Secuencia de yoga diaria del programa
«Medita tu peso»

Estas son las posturas de la secuencia para que les eches un vistazo:

1. Gato/vaca
2. Perro mirando hacia abajo
3. Luna creciente
4. Perro mirando hacia abajo
5. Guerrero II
6. Perro mirando hacia abajo
7. Plancha (plancha sobre los antebrazos)
8. Puente
9. Estiramiento de cadera con la pierna alzada
10. Piernas apoyadas contra la pared

1 Gato/vaca

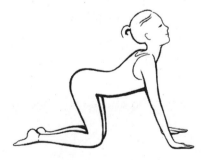

Colócate a cuatro patas, con las manos alineadas con los hombros y las piernas separadas el ancho de las caderas. Al inspirar hunde la espalda sacando el vientre al tiempo que elevas el pecho hacia arriba mirando al frente.

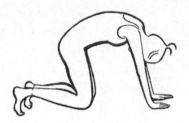

Al espirar, pega el vientre hacia la columna mientras doblas la espalda y metes la barbilla hacia dentro. Mantén la espalda arqueada y la cabeza agachada.

Inspira extendiendo el pecho para mirar hacia arriba.

Ve repitiendo esta postura durante 30 segundos mientras inspiras y espiras, y alárgala con el tiempo hasta llegar a los 60 segundos. Pasa directamente a la segunda postura.

2   Perro mirando hacia abajo

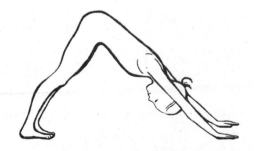

Desde la primera postura, apoya los pies en el suelo y levanta las caderas hacia arriba al tiempo que estiras los brazos, adoptando la postura del perro mirando hacia abajo. Estira las piernas lo máximo posible. Intenta trazar con las caderas un ángulo de 90 grados. Mantén las manos separadas el ancho de los hombros y los pies separados el ancho de las caderas. (Si notas demasiada tirantez en los ligamentos de la corva, dobla un poco las rodillas. A base de práctica podrás estirar las piernas y colocar la espalda y la pelvis rectas y relajadas, sin doblarlas.)

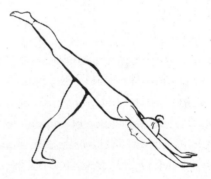

Al inspirar, sube la pierna derecha tan arriba como te resulte cómodo, alejando la cadera de la cabeza. Al espirar, baja la pierna. Al inspirar de nuevo, sube la pierna izquierda y al espirar, bájala. Ve repitiéndolo durante 30 segundos, hasta llegar con el tiempo a los 60 segundos. En esta postura del perro mirando hacia abajo te tienes que sentir como si estuvieras andando mientras los brazos, los hombros y la espalda se mantienen en la misma postura a lo largo del ejercicio.

3 Luna creciente

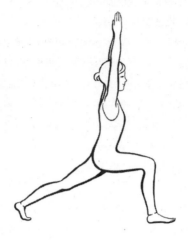

Desde la postura del perro mirando hacia abajo, apoya los pies delante y vuelve a ponerte de pie lentamente. Luego apoya la pierna derecha delante y deja la pierna izquierda estirada detrás, apoyándote en el pulpejo del pie izquierdo; asegúrate de que la rodilla derecha esté alineada por encima del tobillo derecho. Al inhalar, levanta los brazos por encima de la cabeza, manteniendo la espalda recta y erguida.

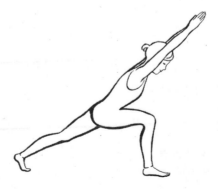

Al exhalar, inclina el torso hacia delante acercando la barriga hacia el muslo, sin llegar a tocarlo. Al inspirar, vuelve a enderezar el torso.

Advertencia: en esta postura tienes que sentir cómo trabajan los glúteos y las caderas para ayudarte a mantener el equilibrio. Los músculos de mayor tamaño y fuerza de los glúteos y de las caderas tienen que esforzarse activamente para sostenerte mientras te inclinas hacia delante. La musculatura del *core* (abdominal-lumbar) también se activa, sosteniéndote mientras te mueves manteniendo la espalda recta y erguida.

Sigue la respiración, moviéndote hacia delante y hacia atrás en sincronía con la inspiración y la espiración, con los pies bien apoyados en el suelo manteniendo la posición de las piernas. Empieza adoptando la postura 30 segundos y alárgala con el tiempo hasta llegar a 60 segundos. Repítelo con la parte izquierda.

Después de repetir estos pasos con la parte derecha y la izquierda, adopta la postura del perro mirando hacia abajo.

4 Perro mirando hacia abajo (repítelo)

Sigue las instrucciones de la segunda postura.

5 Guerrero II

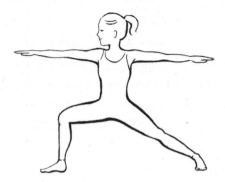

Desde la postura del perro mirando hacia abajo, apoya los pies delante y levántate poco a poco. Luego apoya el pie derecho delante, alejándolo del izquierdo unos 1,20 metros, con la rodilla derecha doblada y alineada por encima del tobillo derecho, de modo que la rótula esté mirando hacia delante, al igual que el pie derecho. Gira el pie de atrás cerca de 45 grados. Gira también la pelvis y el torso hacia la parte izquierda de tu esterilla, manteniendo la rodilla derecha mirando hacia delante. Extiende los brazos a los lados, relaja la espalda y los hombros y respira profundamente. Mantén la postura 30 segundos y alárgala con el tiempo hasta llegar a 60 segundos. Repítela hacia el otro lado.

6 Perro mirando hacia abajo (repítelo)

Desde la postura del Guerrero II, lleva el pie de delante hacia atrás para hacer el perro mirando hacia abajo y repite las instrucciones de la segunda postura.

7 Plancha (plancha sobre los antebrazos)

Desde la postura del perro mirando hacia abajo, transfiere el peso del cuerpo hacia delante hasta alinear los hombros por encima de las muñecas, con los pies separados el ancho de las caderas. Mantén la columna relajada y plana. Usa la musculatura del *core* (abdominal-lumbar) para mantener el equilibrio e imagínate que llevas la parte delantera de las costillas hacia la columna.

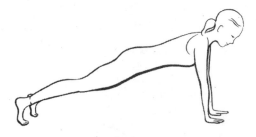

Adopta ahora la postura de la plancha. Apoya el antebrazo derecho en el suelo y haz una pausa.

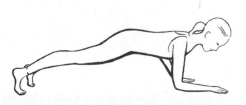

Apoya el antebrazo izquierdo en el suelo. Vuelve a levantarte, despegando la mano derecha del suelo y estirando el brazo. Despega ahora la mano izquierda del suelo y estira el brazo. Estás pasando de la plancha a la plancha sobre los antebrazos; haz trabajar la musculatura del *core* (abdominal-lumbar) para mantener la espalda recta. Repítelo durante 30 segundos y alárgalo con el tiempo hasta llegar a 1 minuto.

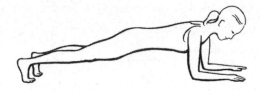

8 Puente

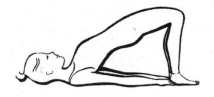

Desde la postura de la plancha, gira el cuerpo y quédate boca arriba para adoptar la postura del puente. Túmbate sobre la espalda y apoya los pies en el suelo, separándolos el ancho de las caderas. Apoya ahora los brazos en el suelo, con las palmas hacia abajo, a lo largo de las caderas. Al inspirar, sube la pelvis hacia arriba, tan alto como te resulte cómodo. Procura relajar los glúteos en lugar de apretarlos y contraerlos. Mantén esta postura de 30 a 60 segundos,

con el cuerpo relajado y respirando profundamente. Al exhalar, baja la pelvis.

9 Estiramiento de cadera con la pierna alzada

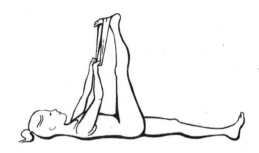

Pasa ahora a las posturas restauradoras. También puedes
adoptar estas dos últimas posturas en momentos muy estresantes o para relajarte antes de acostarte.

Túmbate boca arriba y coge una banda elástica, una
toalla o una camiseta —cualquier cosa que tengas a mano—
y rodéate las piernas con ella. Dobla la rodilla derecha hacia el pecho y coloca la banda elástica o la toalla alrededor
del pulpejo del pie derecho. Extiende la pierna lentamente. Hazlo estirando con suavidad el ligamento de la corva
tanto como te resulte cómodo, manteniendo las lumbares,
la cabeza y la pelvis relajadas en el suelo. Si necesitas doblar un poco la rodilla para extender la pierna o aflojar un
poco la tensión de la banda elástica, hazlo. Mantén la postura de 30 a 60 segundos.

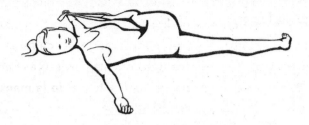

Agarra con la mano izquierda los dos extremos de la banda elástica y lleva la pierna derecha por encima de la izquierda para torcer el cuerpo. Busca una postura cómoda en la que puedas mantener la pierna izquierda en el suelo, dobla la rodilla si es necesario. Si lo deseas, colócate varios cojines debajo de las piernas para sentirte más cómoda, ya que tendrás que mantener esta postura de 30 a 60 segundos.

Debes sentir el estiramiento en la parte de fuera del muslo, en la cadera o a lo largo de la columna, o incluso en los hombros y el pecho. El secreto está en aprovechar al máximo el estiramiento en todas estas partes para relajar el cuerpo en lugar de forzarlo.

Repite ambos estiramientos con la pierna izquierda.

10 Piernas apoyadas contra la pared

Esta postura es probablemente la mejor para el sistema nervioso sobrecargado o para reducir cualquier problema de sueño. Para adoptarla busca un lugar despejado junto a la pared de tu casa y deja a mano una toalla o una manta doblada en un grosor de 5 o 7,5 centímetros. La manera más fácil de adoptar esta postura es colocarte boca arriba y acercar el trasero a la pared. Dobla ahora las rodillas y pon los pies contra la pared para levantar las caderas y colocarte la manta enrollada debajo de la pelvis. (Las lumbares te tienen que quedar relajadas, fuera de la manta enrollada. Si la manta o la toalla te parece demasiado alta, vuélvela a enrollar para que adquiera un grosor de 2,5 o 5 centímetros.) Estira las piernas contra la pared, con la parte posterior de la cabeza apoyada en el suelo y los brazos extendidos en cruz. Si tienes una almohadilla relajante para los ojos, ahora es el momento ideal de cubrírtelos con ella para relajarte a fondo. Esta postura produce los efectos beneficiosos de la inversión en la circulación y el ritmo cardíaco, haciendo que la sangre fluya al corazón y estimulando el sistema circulatorio y el metabolismo. Para sacarle el mayor provecho procura permanecer de 3 a 5 minutos (o más) en esta relajante postura.

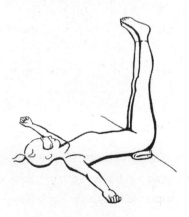

Agradecimientos

En primer lugar y ante todo quiero darle las gracias al hombre que tanto me ha apoyado y que ha creído en mí más que ninguna otra persona, el hombre más bueno y afectuoso que he conocido: Forrest Hobbs.

De pequeña se burlaron terriblemente de mí en el colegio. Debido a esta experiencia, de adulta seguí cuestionándome mi propia valía y valor. Me llevó muchos años creer en mí misma y ver claramente que era una persona valiosa en este mundo. Todos dudamos de nosotros mismos en alguna época de nuestra vida y parte de esas dudas nunca desaparecen. Pero después de estar practicando yoga y meditación durante las dos últimas décadas, he descubierto que podemos mantener una nueva relación con nuestro cuerpo y con nosotros mismos. Forrest, en especial, me animó a ser yo misma en los momentos en los que quería ser otra persona, tanto si estaba hundiéndome en un mar de dudas, agobiada de trabajo o luchando con mi propia imagen corporal. Me enseñó el significado del amor incondicional y de la bondad, y la alegría de estar con una pareja auténtica que me ama tal como soy. Su integridad inquebrantable y su amor desinteresado me han inspirado en muchos sentidos y me han hecho ver con más claridad mi valía y mi propósito en este planeta. Sin su apoyo este libro no habría salido a la luz.

También quiero darle las gracias a mi hermana, que ha estado siendo para mí un modelo de conducta en mis luchas mantenidas durante muchos años (en especial de adolescente). La valentía que ha demostrado ante unos obstáculos colosales me ha inspirado de numerosas formas. Es la mujer más valiente y buena que he conocido.

Les doy las gracias a mis padres por haberme dado la vida y apoyado en tantos altibajos.

Y, por supuesto, quiero agradecer a las numerosísimas personas que han hecho posible la creación de este libro: a Mariska, por hacer realidad mis ideas, no sé dónde estaría yo ahora sin tu ayuda. A Ashley y Tanya, por llevar mis ideas al mundo, sin vosotras seguirían encerradas en mi cabeza. A cada profesor de yoga y de meditación, tanto joven como viejo, novel o yogui avezado, por haber sido una fuente constante de inspiración para mí y por todo lo que les estáis ofreciendo a vuestras comunidades. Y también quiero dar un millón de gracias a todas las demás personas que me han apoyado, querido y animado a escribir este libro. Y, sobre todo, le agradezco a Heather Jackson y a la editorial Penguin Random House su inspiradora ayuda y esfuerzo para publicarlo. Os estoy muy agradecida a todos.

Quiero expresar mi gratitud a todas las personas que se cuestionan su propia valía y no se sienten a gusto con su cuerpo por inspirarme a reunir la información del libro. Para mí es como si sus páginas te invitaran a descubrir que puedes gozar de una salud estupenda. Espero que te ayuden a ver el increíble potencial de la mente para crear y cambiar tanto tu perspectiva como los aspectos reales y tangibles de tu salud física. Si este libro cambia la vida de una sola persona ya habrá valido la pena escribirlo, y espero que cambie la de muchas más.

Sobre la autora

Tiffany Cruikshank, la aclamada profesora de yoga, escritora y experta en salud y bienestar, es la fundadora de Yoga Medicine (www.YogaMedicine.com), una comunidad de profesores expertos en yoga centrada en fusionar lo mejor de la anatomía y de la medicina occidental con la práctica tradicional del yoga. Conocida como la «profesora de profesores», Tiffany tiene un máster en acupuntura y medicina oriental, y se ha especializado en medicina deportiva y traumatología. A lo largo de décadas de su consulta privada y de sus más de seis años como acupuntora y profesora de yoga en el cuartel general de Nike en Portland, Oregón, ha atendido a atletas profesionales y artistas de todas partes del mundo. Ha tratado a más de veinticinco mil pacientes por medio del yoga, la acupuntura, la nutrición y la salud holística, y ha colaborado con diversos profesionales de la salud de todo tipo de disciplinas para ofrecer a sus pacientes la mejor clase posible de atención sanitaria integrada. Tiffany ha aparecido en las revistas *Yoga Journal, Prevention, Forbes, The Wall Street Journal, Self, Marie Claire, Fitness, Good Housekeeping, Cosmopolitan, Redbook, Mantra, Thrive, More, OM Yoga, YogaLife*, y también en la cadena Fox News, entre muchos otros medios de comunicación.

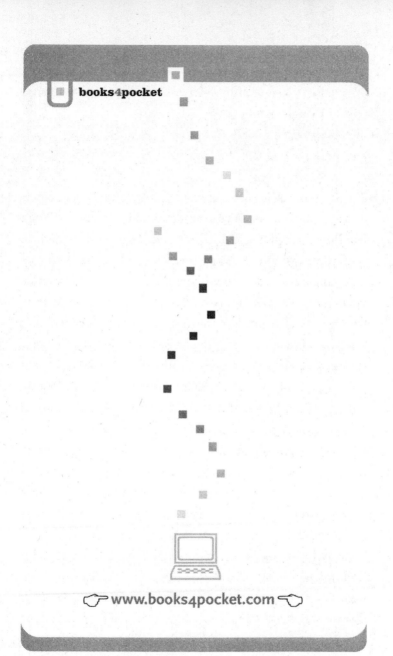

books4pocket

www.books4pocket.com